Best of Pflege

Mit „Best of Pflege" zeichnet Springer die besten Masterarbeiten und Dissertationen aus dem Bereich Pflege aus. Inhalte aus den etablierten Bereichen der Pflegewissenschaft, Pflegepädagogik, Pflegemanagement oder aus neuen Studienfeldern wie Health Care oder Ambient Assisted Living finden hier eine geeignete Plattform. Die mit Bestnote ausgezeichneten Arbeiten wurden durch Gutachter empfohlen und behandeln aktuelle Themen rund um den Bereich Pflege.
Die Reihe wendet sich an Praktiker und Wissenschaftler gleichermaßen und soll insbesondere auch Nachwuchswissenschaftlern Orientierung geben.

Weitere Bände in der Reihe http://www.springer.com/series/13848

Verena Briese

Kooperation der Lernorte im Pflegeausbildungssystem

Pflegedidaktische Konzeption
der Praxisanleiterkonferenz

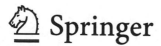

Verena Briese
Treuenbrietzen, Deutschland

Best of Pflege
ISBN 978-3-658-20879-0   ISBN 978-3-658-20880-6   (eBook)
https://doi.org/10.1007/978-3-658-20880-6

Die Deutsche Nationalbibliothek verzeichnet diese Publikation in der Deutschen National-
bibliografie; detaillierte bibliografische Daten sind im Internet über http://dnb.d-nb.de abrufbar.

Gedruckt auf säurefreiem und chlorfrei gebleichtem Papier

Springer ist ein Imprint der eingetragenen Gesellschaft Springer Fachmedien Wiesbaden GmbH
und ist Teil von Springer Nature
Die Anschrift der Gesellschaft ist: Abraham-Lincoln-Str. 46, 65189 Wiesbaden, Germany

Institutsprofil

„Mit Abstand am nächsten"

Bildung & Beratung Bethel ist seit über 12 Jahren darauf spezialisiert, verschiedenste Beratungs- und Bildungsangebote im sozialen und diakonischen Bereich umzusetzen.

Das Portfolio enthält einen pflegepädagogischen Bereich. Hier wird schwerpunktmäßig, in Kooperation mit der FH Münster, das Angebot berufsbegleitender Bachelor- und Master-studiengänge im Bereich Berufspädagogik im Gesundheitswesen umgesetzt. Der Bachelorstudiengang bietet einen idealen Einstieg in die vielfältige pädagogische Arbeit in den verschiedenen Handlungsfeldern der Pflege. Der Masterstudiengang bereitet optimal auf die Arbeit in der Aus-, Fort- und Weiterbildung vor. Die berufsbegleitende Form ermöglicht eine Verschränkung von Familie, Studium und Arbeit. Fortbildungen für Praxisanleiter/-innen und Lehrende zu aktuellen Themen der Didaktik und Beratung für die Entwicklung von Schulen im Gesundheitswesen runden das berufspädagogische Angebot ab.

Kontaktinformation:

Bildung & Beratung Bethel

Stefan Wellensiek

Nazarethweg 7

33617 Bielefeld

www.bbb-bethel.de

www.studiengang-pflegepaedagogik.de

Tel. 0521/ 144-4124

Geleitwort

Die Gestaltung der Kooperation der Lernorte Schule und Betrieb ist ein wichtiges und herausforderndes Handlungsfeld für Lehrende im Gesundheitswesen. Zahlreiche Instrumente und Maßnahmen wie z.b. Praxisbegleitungen, gemeinsame Weiterbildungsveranstaltungen, die Zusammenarbeit in Prüfungsausschüssen oder der Informationsaustausch zwischen den Lernorten müssen konzeptioniert, durchgeführt und evaluiert werden.

In zahlreichen Ausbildungsstätten wird die Praxisanleiterkonferenz als eine Maßnahme der Lernortkooperation eingesetzt. Es handelt sich dabei um Treffen, an denen Lehrende der Schulen sowie Praxisanleiterinnen und Praxisanleiter der ausbildenden Betriebe beteiligt sind. Die organisatorische und inhaltliche Planung obliegt in den meisten Fällen dem Lernort Schule. Als Herausforderung für die Lehrenden stellen sich somit z.B. die Formulierung von Zielsetzungen, die Festlegung von Inhalten und die Evaluation der Treffen.

Diesem Themenfeld widmet sich die vorliegende Arbeit. Sie geht der Frage nach wie Praxisanleiterkonferenzen konzeptioniert werden können, um einen positiven Einfluss auf die Kooperation der Lernorte zu haben. Dafür integriert die Arbeit Erkenntnisse aus verschiedenen wissenschaftlichen Zweigen. Zunächst wird der Bedeutung der Lernortkooperation im pflegerischen Kontext nachgespürt. Anschließend werden auf Basis eines pflegedidaktischen Modells konzeptionelle Vorschläge zur Gestaltung von Praxisanleiterkonferenzen unterbreitet. Diese Vorschläge münden in einem Handlungsprozess, mit dem es gelingt die Interessen der Lernorte kennen zu lernen, zu integrieren, besprechbar zu machen und zu reflektierten. Konkrete Vorschläge und Hinweise zur praktischen Umsetzung sowie eine kritische Reflexion runden die Arbeit ab.

Diese Arbeit ist jedem zu empfehlen, der vor der Aufgabe steht, eine Praxisanleiterkonferenz zu planen, durchzuführen und zu reflektieren. Sie gibt Impulse für bestehende Formate, kann aber auch bei der Neukonzeptionierung von Praxisanleiterkonferenzen hilfreich sein. Somit stellt die Arbeit einen praxis- und handlungsorientierten Diskussionsbeitrag zum Thema Lernortkooperation und der Anwendung pflegedidaktischer Modelle dar.

Stefan Wellensiek
Bildung & Beratung Bethel

Inhaltsverzeichnis

Tabellenverzeichnis

Abbildungsverzeichnis

Abkürzungsverzeichnis

BBiG	Berufsbildungsgesetz
BIBB	Bundesinstitut für Berufsbildung
BMBF	Bundesministeriums für Bildung und Forschung
KMK	Ständige Konferenz der Kultusminister der Länder in der Bundesrepublik Deutschland
KOLIBRI	Kooperation der Lernorte in der beruflichen Bildung
KOMET	Berufliche Kompetenzen entwickeln und evaluieren im Berufsfeld Elektrotechnik-Informationstechnik
KrPflAPrV	Ausbildungs- und Prüfungsverordnung für die Berufe in der Krankenpflege
KrPflG	Gesetz über die Berufe in der Krankenpflege
PABiS	Pflegeausbildungsstudie Deutschland
zit.	zitiert

Abstract

Die vorliegende Masterthesis widmet sich der Lernortkooperation im Pflegeausbildungs-system. Sie stellt eine konzeptionelle Entwicklung der Praxisanleiterkonferenz dar, die der konstruktiven Zusammenarbeit der Berufsbildenden in der grundständigen Gesundheits- und Krankenpflegeausbildung dienen soll. Demnach wird der Frage nachgegangen, wie eine Konferenz für Praxisanleiter zu konzeptionieren ist, um einen positiven Einfluss auf die Kooperation der Lernorte zu haben. Beginnend mit der Definierung der Lernortkoope-ration im dualen Ausbildungssystem werden gegenwärtige Rahmenbedingungen sowie zielorientierte Maßnahmen aufgezeigt. Indem weiterführend lernortkooperative Gegeben-heiten in der Pflegeausbildung erörtert werden, findet eine Differenzierung des Berufsfel-des statt. Eine Form der Zusammenarbeit wird einer spezifischen Betrachtung unterzo-gen, indem die Funktion der Praxisanleiterkonferenz sowie deren Einfluss auf die Lernort-kooperation analysiert werden. Gegenwärtige Rahmenbedingungen der Pflegelandschaft sowie der Praxisanleitung wirken sich hemmend auf die Zusammenarbeit der Berufsbil-denden aus, was einer Erörterung bedarf. Nachdem die Lernortkooperation eingehend dargelegt wurde, schließt sich der konzeptionelle Teil der Arbeit an. Die theoretische Grundlagenforschung stützt sich auf pflegedidaktische Entwicklungen. Dazu werden Er-kenntnisse der Interaktionistischen Pflegedidaktik von Ingrid Darmann-Finck als bildungs-wissenschaftliche Fundierung herangezogen. Einen konzeptionellen Schwerpunkt bildet die Modifizierung der Heuristik der Interaktionistischen Pflegedidaktik. Sie erhält eine handlungsorientierte Ausrichtung. Die Darstellung der novellierten Heuristik bildet die Grundlage für die konzeptionelle Entwicklung der Praxisanleiterkonferenz. Anhand neun Konstruktionsschritte wird ein handlungssystematischer Gesamtprozess der Konferenz entwickelt. Die sich anschließende exemplarische Darstellung veranschaulicht detailliert einen möglichen prozessualen Ablauf. Perspektiven sowie neuralgische Punkte der Kon-zeptentwicklung werden mittels einer reflektierenden Betrachtung offeriert. Letztere wer-den lösungsorientiert evaluiert. Indem der positive Einfluss der Konzeption auf die Lernor-tkooperation erörtert wird, findet die Beantwortung der Forschungsfrage statt. Als theoreti-scher Wegbereiter bahnt die vorliegende Konzeptentwicklung der Praxisanleiterkonferenz ausblickend eine praktische Umsetzung an.

1 Einleitung

Die Lernortkooperation im dualen Ausbildungssystem ist Gegenstand immanenter Forschungsprozesse. Im Rahmen des berufspädagogischen Studienganges „Bildung im Gesundheitswesen" stellt die vorliegende Masterthesis eine konzeptionelle Entwicklung dar, die der konstruktiven Lernortkooperation in der grundständigen Gesundheits- und Krankenpflegeausbildung dienen soll. Sie geht der Frage nach, wie eine Praxisanleiterkonferenz zu konzeptionieren ist, um einen positiven Einfluss auf die Kooperation der Lernorte zu haben. Zielführend strebt sie eine Weiterentwicklung der Lernortkooperation auf Basis ihrer Konzeption an, indem sie als theoretischer Wegbereiter einer ausblickenden praktischen Umsetzung fungiert. Beginnend mit der Darstellung der Lernortkooperation erörtert sie rechtlich-strukturelle Rahmenbedingungen, Ziele und Maßnahmen sowie institutionelle Gegebenheiten auf betrieblicher und berufsschulischer Ebene. Weiterführend betrachtet sie die Lernortkooperation im pflegerischen Kontext, bevor sie auf die Funktion der Praxisanleiterkonferenz eingeht. Welchen grundlegenden Einfluss die Konferenz auf die Zusammenarbeit der Berufsbildenden hat, wird in einem weiteren Teilkapitel beleuchtet. Indem Rahmenbedingungen der Pflegelandschaft sowie der Praxisanleitung aufgezeigt werden, werden Grenzen der gegenwärtigen Lernortkooperation in der Pflege deutlich. Die theoretische Grundlagenforschung der Konzeption impliziert didaktische Entwicklungen im pflegerischen Fach. Ihr pflegedidaktisches Fundament bilden bildungstheoretisch basierte Erkenntnisse sowie die Heuristik der Interaktionistischen Pflegedidaktik nach Darmann-Finck. Begründend legt sie die sich anschließende Modifizierung der Heuristik dar. Dazu bedient sie sich u. a. Elementen des Handlungstheoretisch fundierten Arbeitsmodells zur Pflegedidaktik nach Schwarz-Govaers. Die Darstellung der novellierten Heuristik bildet die Grundlage für die konzeptionelle Entwicklung der Praxisanleiterkonferenz. In Anlehnung an Darmann-Fincks Interaktionistischer Pflegedidaktik werden neun Konstruktionsschritte entwickelt, die den handlungssystematischen Gesamtprozess der Konferenz darstellen. Die anschließende exemplarische Darstellung offeriert detailliert die mikrodidaktische Gestaltung eines prozessualen Ablaufes. Eine reflektierende Betrachtung verdeutlicht Perspektiven durch die Konzeptentwicklung. Ebenso werden neuralgische Punkte auf der Inhalts- sowie Entwicklungsebene reflektiert und lösungsorientiert evaluiert. Welche Auswirkungen die Konzeption auf die Lernortkooperation hat, wird in einem weiteren Kapitel erörtert. Die Arbeit endet mit der Darstellung eines ausblickenden Fazits.

Die nachfolgend verwendete, grammatikalisch männliche Form, z.B. Praxisanleiter, bezieht selbstverständlich die weibliche Form mit ein. Auf die Verwendung beider Geschlechtsformen wird jedoch mit Blick auf bessere Lesbarkeit des Textes verzichtet.

2 Lernortkooperation im dualen Ausbildungssystem

Das Kapitel spürt die Bedeutung der Lernortkooperation aus berufspädagogischer Perspektive nach. Es impliziert strukturelle Vorgaben ebenso, wie Maßnahmen zur Zielerreichung einer Kooperation der Lernorte. Institutionelle Bedingungen auf betrieblicher sowie auf berufsschulischer Ebene werden im letzten Teil beleuchtet.

2.1 Definierung der Lernortkooperation

Grundlegend bedeutet Lernortkooperation im berufspädagogischen Sinne eine Zusammenarbeit der Lernorte im dualen Ausbildungssystem. Ihre Notwendigkeit ist unumstritten. Seit Jahren beschäftigen sich Berufsbildungsforscher mit ihr, mit dem immanenten Ziel, sie einer aktuellen Optimierung zu unterziehen (Pätzold, 2003; Rauner, 2015; Rauner & Piening, 2015). Die Beforschung ist essentiell, da das Blickfeld von Lernortkooperation einem steten Wandel unterzogen ist (Pätzold, 2003, S. 12; Rauner & Piening, 2015, S. 6). Um ein zeitgemäßes Verständnis von Kooperation der beruflichen Lernorte zu erzielen, sind die Forscher gezwungen, dem Wandel zu begegnen. Dies tun sie mittels empirischer Untersuchungen (Deitmer, 2007; Eder & Koschmann, 2011; Euler, 2015; KMK, 2010, 2014), Projekten wie KOMET (Rauner & Piening, 2015) und Modellversuchen wie KOLIBRI (Diesner, Euler, Walzik & Wilbers, 2004).

Eine einführende Definition von Lernortkooperation bietet die „Handreichung für die Erarbeitung von Rahmenlehrplänen der Kultusministerkonferenz für den berufsbezogenen Unterricht in der Berufsschule und ihre Abstimmung mit Ausbildungsordnungen des Bundes für anerkannte Ausbildungsberufe" der Ständigen Konferenz der Kultusminister (KMK). Sie versteht unter Lernortkooperation die „organisatorische und didaktische Zusammenarbeit des Lehr- und Ausbildungspersonals der an der beruflichen Bildung beteiligten Lernorte" (Sekretariat der Kultusministerkonferenz, Referat Berufliche Bildung, Weiterbildung und Sport, 2011, S. 32). Gemeinsam streben die Beteiligten das Erreichen einer beruflichen Handlungsfähigkeit der Auszubildenden an. Das von der KMK eingeführte Lernfeldkonzept stützt die Bestrebungen, indem ein ganzheitliches sowie handlungsorientiertes Lehren und Lernen fokussiert wird (Sekretariat der Kultusministerkonferenz, Referat Berufliche Bildung, Weiterbildung und Sport, 2011, S. 31).

Weitreichender und kritischer definiert Pätzold den Begriff der Lernortkooperation. Didaktisch-methodisch ist das Lehr- und Ausbildungspersonal gefordert, die gegenwärtige Zusammenhangslosigkeit der Lernorte zu überwinden (Pätzold, 2003, S. 69). Mit ihr gehen Veränderungen der internen Organisationsstrukturen einher, was die Formung einer gemeinsamen neuen Struktur und Kultur hervorruft (Pätzold, 2003, S. 70). Diese impliziert

einen gemeinsamen Bildungsauftrag der Lernorte, nämlich die Vermittlung einer umfassenden Handlungskompetenz der Auszubildenden. Trotz homogener Bestrebungen stellen die Lernorte mit ihren spezifischen Differenzierungen und Aufgaben jeweils eigen-
ständige Pole im dualen Berufsausbildungssystem dar. Pätzold verweist auf die unterschiedlichen Leitziele für das berufspädagogische Handeln, auf organisatorische Struk-
turunterschiede sowie auf differierende Grade der Zusammenarbeit von Theorie und Praxis (2003, S. 72). Letztere veranlasst ihn seine Ausführungen zu konkretisieren. Lernortkooperation bedeutet nicht nur die formale Beziehungsgestaltung zwischen den Ausbildungsbeteiligten, sondern das gezielte Ermöglichen einen inneren Zusammenhang zwischen den vermittelten Inhalten der theoretischen und praktischen Ausbildung herzustellen. Dies gelingt durch einen „guten" (Hervorhebung im Original) Unterricht respektive
eine „gute" (Hervorhebung im Original) Anleitung, so Pätzold (2003, S. 72-73).

Empirische Analysen in den vergangenen Jahren belegen, dass die Lernortkooperation
ausbaufähig und –notwendig erscheint (Euler, 1999a, S. 54-60). Obgleich Ausbilder und
Lehrer eine Ausweitung der Kooperationsaktivitäten befürworten und wenige Auszubildende die Zusammenarbeit als gelungen ansehen, erscheint die fehlende Kooperation
keinen Veränderungsdruck auszulösen (Euler, 1999a, S. 57-58). Neuartigere Untersuchungen zeigen, dass die Ausbildungszufriedenheit in Bezug auf die strukturelle Qualität
der Lernortkooperation immanent zunimmt (Rauner & Piening, 2015, S. 25).

2.2   Strukturelle Gegebenheiten

Grundlegend sind die Lernorte im dualen Ausbildungssystem juristisch voneinander ge-
trennt (Rauner & Piening, 2015, S. 24). Während die Betriebe den Rechtsverordnungen
des Bundesministeriums für Bildung und Forschung (BMBF) folgen, beziehen sich die
Berufsschulen auf die jeweiligen Schulgesetze der Bundesländer (Deitmer, 2007, S. 10).
Demnach kann hier eine etwaige Ursache für die Zusammenhangslosigkeit der Lernorte
konstatiert werden. Als oberste Schulaufsichtsbehörde setzt das Kultusministerium einen
Rahmen für Richtlinien und Lehrpläne, welcher auf das „Gemeinsame Ergebnisprotokoll"
der Bundesregierung und der Kultusministerien der Länder (KMK) vom 30. Mai 1972 fußt
(Sekretariat der Kultusministerkonferenz, Referat Berufliche Bildung, Weiterbildung und
Sport, 2011, S. 5). Dieses basiert auf die gesetzliche Regelung der Berufsausbildung
durch das Berufsbildungsgesetz von 1969. Die Umsetzung der neuen Ordnungsmittel
liegt in der Hand der Betriebe sowie der Berufsschulen vor Ort. Eine zielführende Lernortkooperation ist dann gegeben, so die KMK, wenn Betrieb und Berufsschule inhaltliche und
konsekutive Abstimmungen treffen (2011, S. 5). Um eine stärkere Theorie-Praxis-
Vernetzung zu erzielen, legte die Kultusministerkonferenz 1996 das Lernfeldkonzept in
den Handreichungen für die Erarbeitung von Rahmenlehrplänen für den berufsbezogenen

Unterricht vor (Sekretariat der Kultusministerkonferenz, Referat Berufliche Bildung, Weiterbildung und Sport, 2011, S. 10). Durch die Formulierung von zu fördernden Fähig- und Fertigkeiten der Auszubildenden und einem stärkeren Bezug zu Geschäfts- und Arbeitsprozessen der Berufspraxis dient das Lernfeldkonzept der Entwicklung einer umfassenden beruflichen Handlungskompetenz (Schneider, 2005, S. 85). Um der kompetenzorientierten Ausbildung eine Güte zu verleihen, sei in diesem Kontext auf das Qualitätspostulat des Berufsbildungsgesetzes (BBiG) vom 23.03.2005 verwiesen. § 79 Abs. 1 und § 83 Abs. 1 BBiG verpflichten den Berufsbildungsausschuss zu einer kontinuierlichen Entwicklung der Qualität in der beruflichen Bildung. Selbst zehn Jahre nach der Ausfertigung sieht Euler eine nachhaltigere Implementierung des Postulats als unerlässlich (2015, S. 8).

Der 1997 erlassene Beschluss des Hauptausschusses des Bundesinstituts für Berufsbildung (BIBB) formuliert Empfehlungen zur Kooperation der Lernorte im dualen Berufsausbildungssystem. Er impliziert die Notwendigkeit einer engen Zusammenarbeit der Lernorte, um eine zukunftsorientierte Ausbildung zu sichern. In Anlehnung an das ein Jahr zuvor eingeführte Lernfeldkonzept verfolgen die Empfehlungen eine handlungsorientierte Denkrichtung. Mittels Ressourcennutzung sollen Lehr- und Lernarrangements gemeinsam konstruiert werden, um eine umfassende berufliche Handlungskompetenz seitens der Auszubildenden zu fördern. Die Tabelle fasst die zielführenden Gesichtspunkte des Erlasses zusammen.

Tabelle 1: Gesichtspunkte der Empfehlungen zur Lernortkooperation (Eigenerstellung Briese, 2017, Inhalt aus Bundesinstitut für Berufsbildung, 27.11.1997)

Empfehlungen zur Lernortkooperation (Bundesinstitut für Berufsbildung, 27.11.1997)
Wirksames Initiieren, Begleiten und Unterstützen der Auszubildenden bei Lernprozessen zur Entwicklung beruflicher Handlungskompetenz, was durch Kenntnisse über den anderen Lernort erst möglich ist
Wechselseitige Gestaltung von ganzheitlichen und handlungsorientierten Lehr- und Lernkonzepten zur Erreichung des Ausbildungsziels
Verschränkung von Informations- und Kommunikationstechniken mit der Vermittlung beruflicher Fertig- und Fähigkeiten
Gemeinsame Entwicklung von Konzepten zur Verbesserung der Ausbildungsqualität
Nutzung vorhandener Ressourcen
Schaffung neuer Ausbildungskapazitäten

Perspektivisch plädiert der Hauptausschuss für eine kontinuierliche Weiterentwicklung der Empfehlungen, um den Erfordernissen in der beruflichen Bildung zukunftsorientiert begegnen zu können (BIBB, 1997). Präzisierend konstatiert er die gemeinsame und verschränkende Gestaltung einer Kooperation. Dies bedingt die Schaffung kooperationsfördernder Voraussetzungen der Lernorte seitens der institutionellen, berufsbildungsforschenden und –politischen Ebenen. Als eine Entfaltungsoption der Kooperation wird der kontinuierliche Informationsaustausch der Beteiligten konstatiert. Auf ihn bezieht sich die spätere konzeptionelle Entwicklung der vorliegenden Arbeit. Weitere Möglichkeiten, die Ausdehnung der Lernortkooperation voranzutreiben, werden in der folgenden Abbildung aufgezeigt. Anschließend werden sie einer spezifischen Betrachtung unterzogen.

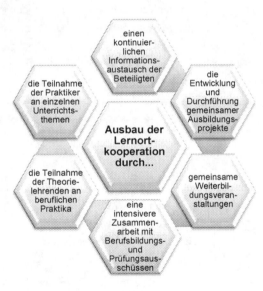

Abbildung 1: Möglichkeiten der Entfaltung von Lernortkooperation (Eigenerstellung Briese, 2017, Inhalt aus Bundesinstitut für Berufsbildung, 27.11.1997)

Im Rahmen gemeinsamer Konferenzen respektive Arbeitskreise finden die Ausbildungsbeteiligten zusammen, um einen gegenseitigen Informationsaustausch zu gewährleisten, wie bspw. in Praxisanleiterkonferenzen. Euler, Hertel, Krafczyk und Weber präferieren Arbeitskreise als bedeutsamste Form der Zusammenarbeit zwischen Theorie und Praxis, da sie konkrete Abstimmungen zu didaktisch konzeptionierten Ausbildungsinhalten implizieren (1999, S. 133). Befinden sich beide Lernorte auf einem Informationsstand, ist die

Entwicklung und Durchführung gemeinsamer Ausbildungsprojekte möglich. Die Zusammenarbeit in Projekten zielt auf die Vertiefung didaktisch-methodischer Kompetenzen der Beteiligten (BIBB, 1997), welche Pätzold in seiner Definition zu Lernortkooperation gleichermaßen konstatiert (2003, S. 69). Das Gefühl der Zusammengehörigkeit wird intensiviert, indem die beteiligten Akteure Weiterbildungsveranstaltungen gemeinsam wahrnehmen. Demnach werden einheitliche Orientierungslinien arrangiert und gegenseitige Vorurteile abgebaut (BIBB, 1997). Eine weitere Maßnahme zum Dezimieren der Vorurteile ist der Blick in das berufliche Gebiet des jeweils anderen Lernorts. Dazu bieten sich Praktika für die Theorielehrenden und die Teilnahme der praktisch Tätigen an einzelnen Unterrichten an (BIBB, 1997; Radke, 2008, S. 131). Sie suggerieren eine Perspektivverschränkung, indem sich die Ausbildungsbeteiligten auf der Inhalts- und Beziehungsebene annähern (Siebert, 2012, S. 146). Voraussetzung dafür, so Siebert, ist die „Aufgeschlossenheit für die Ansichten und Erfahrungen" der anderen Akteure (2012, S. 147). Eine wertschätzende Haltung füreinander scheint gegeben. Euler fand heraus, dass Praxisanleiter die Gesprächsbereitschaft sowie die Fachkompetenz der Lehrer schätzen, kritisieren jedoch die unzureichenden Kenntnisse betrieblicher Abläufe (1999a, S. 56). Die Theorielehrenden weisen positiv auf eine hohe Fachkompetenz sowie Gesprächsbereitschaft der Praktiker hin (Euler, 1999a, S. 56). Kritischer sehen sie das Interesse für schulische Belange sowie die fehlende Zeit und unzureichende pädagogische Kompetenz der Praktiker, so Euler laut einer BIBB-Untersuchung (1999a, S. 56). Insgesamt zeigt die Analyse des Bundesinstituts auf, dass die betrieblichen Ausbilder sowie die Angehörigen der Berufsschule eine Ausweitung der Zusammenarbeit befürworten (Euler, 1999a, S. 55). Als eine weitere Maßnahme des Lernortkooperationsausbaus wird eine intensivere Zusammenarbeit mit den Berufsbildungs- und Prüfungsausschüssen empfohlen. Im Rahmen einer zukunftsorientierten Gestaltung der dualen Berufsausbildung begründet die KMK die enge Zusammenarbeit mit der Sicherung qualitativer Maßstäbe (2010, S. 6).

2.3   Ziele und Maßnahmen der Lernortkooperation

Im vorangegangenen Kapitel wurden etwaige Möglichkeiten zur Lernortkooperation angedeutet. Eine weiterführende Betrachtung erfolgt in diesem Kontext. Zudem werden Zielvorstellungen detailliert betrachtet.

Das duale System, so Euler, konnotiert ein Zusammenwirken zweier Subsysteme, die sich einem gemeinsamen Ganzen unterordnen (1999a, S. 44). Indem die Beteiligten der verschiedenen Lernorte Zusammenarbeit leisten, steigern sie die Effektivität der Lernprozesse. Folglich wird eine möglichst enge Kooperation im dualen Verständnis als Notwendigkeit angesehen (Euler, 1999a, S. 44). Es sei angemerkt, dass unter Lernorte nicht lediglich Praxis und Schule zu verstehen sind. Darunter zählen allgemein auch übergreifende Bereiche des Lernens, wie Lehrwerkstätten oder Übungsfirmen. Im Rahmen der vorliegenden Arbeit werden als Lernorte die Berufspraxis als Arbeitsplatz der Wirtschaft und die Berufsschule als theoretische Lernstätte gesehen. Buschfeld und Euler konzipierten drei Intensitätsstufen der Lernortkooperation: Das gegenseitige Informieren als erste Stufe, das Abstimmen als Koordinationsverständnis auf der zweiten Stufe und das Zusammenwirken, im Sinne der Kooperation, auf der dritten Stufe (Euler, 1999a, S. 46-47). Erfahrungen der Verfasserin erlauben die Aussage, dass sich die Beteiligten der Praxisanleiterkonferenz über arbeitsteilige Maßnahmen abstimmen, die sie unter den institutionellen Rahmenbedingungen auszuführen versuchen. Damit verharren sie auf der zweiten Intensitätsstufe. Die Konzeption strebt die dritte Stufe an, indem das gemeinsame Wirken der Berufsbildenden die unmittelbare Zielverfolgung gemeinsam vereinbarter Vorhaben impliziert (Euler, 1999a, S. 47). Neben Buschfeld und Euler hat Pätzold Begriffsdifferenzierungen vorgenommen. Seine vier handlungsleitenden Kooperationsverständnisse sind in der sich anschließenden Tabelle dargestellt.

Tabelle 2: Kooperationsverständnis nach Pätzold (Eigenerstellung Briese, 2017, Inhalt aus Pätzold, 2003, S. 75-76)

Kooperationsverständnis nach Pätzold (2003, S. 75-76)	Handlungsleitende Maßnahmen
Pragmatisch-formales Kooperationsverständnis	Kooperationsaktivitäten fußen auf äußere formale Veranlassung
	Lediglich Ableistung von Verpflichtungen zur Kooperation unter Orientierung an prüfungsrelevanten Zielen und Inhalten
Pragmatisch-utilitaristisches Kooperationsverständnis	Kooperationsaktivitäten fußen auf subjektiven Problemerfahrungen aus täglichen Arbeitszusammenhängen
	Einseitiger Bedarf der Zusammenarbeit
Didaktisch-methodisch begründetes Kooperationsverständnis	Auseinandersetzung mit Begründungszusammenhängen berufsbezogenen Lernens und kriteriengeleiteten Entscheidungen über didaktisch-methodische Grundlinien
	Selbstverständnis leitet sich aus didaktisch-methodischen Konzepten beruflichen Lernens ab
Bildungstheoretisch begründetes Kooperationsverständnis	Didaktisch-methodisch begründetes Kooperationsverständnis, welches auf umfassende Bildungstheorie basiert
	Ableitung von Zielperspektiven für das gesellschaftliche Handeln

Homogen zu der Verfasserin kritisiert Pätzold, dass pragmatisch-formale sowie utilitaristische Kooperationsverständnisse in der Ausbildungsrealität vorherrschen, wobei die beiden letztgenannten Ausprägungen einer zielführenden, berufspädagogischen Lernortkooperation dienen (2003, S. 76). In ihrem Bestreben der Konzeptentwicklung orientiert sich die Verfasserin der vorliegenden Arbeit an die von Pätzold favorisierten, letztgenannten Kooperationsverständnisse. Dabei zielt sie auf ein Verständnis von Begründungszusammenhängen berufsbezogenen Lernens beider Lernorte, basierend auf die theoretische Fundierung einer Bildungstheorie. Im Folgenden werden Maßnahmen zur Zielerreichung unter allgemeinpädagogischer, systemischer sowie fachpädagogischer Perspektive beleuchtet. Letztere wird anhand des Berufsfeldes Pflege erörtert.

Aus allgemeinpädagogischer Perspektive sind die Maßnahmen durch die grundlegende didaktische Leitidee der Lernfeldorientierung der KMK eindeutig. Mittels eines handlungsorientierten Unterrichtes werden den Lernenden Erfahrungs- und Lernräume zur Entwicklung einer umfassenden Handlungskompetenz ermöglicht (Deitmer, 2007, S. 24-25). Durch die aktive Auseinandersetzung der Auszubildenden mit Lerninhalten werden Voraussetzungen für kompetentes Berufshandeln vermittelt, so Pätzold (2003, S. 26). Euler fand heraus, dass die Lernenden ein handlungsorientiertes Ausbildungskonzept als motivierend und interessant beurteilen (1999b, S. 312). Um die Handlungsorientierung zu präzisieren, schlägt Pätzold drei Ebenen vor, welche sich in Ziel-, Aktions- und Kontextebenen klassifizieren (2003, S. 26-27). Die Zielebene beschreibt die Befähigung der Auszubildenden zum selbstständigen, reflektierten Handeln. Die Aktionsebene impliziert Methoden und Techniken der Ausbildungsbeteiligten, die ein selbstorganisiertes Lernen initiieren und steuern. Die Kontextebene meint ein Arrangement der Lernorte, welches lernanregend wirkt und selbstorganisierte Lernprozesse anstiftet. Werden alle drei Ebenen mit ihren Maßnahmen konsequent einbezogen, ist eine Handlungsorientierung gegeben (Pätzold, 2003, S. 27). Siebert fügt hinzu, dass erfolgreiche Handlungen in der Berufspraxis erst ermöglicht werden, wenn das Lernen durch Gefühle und sinnliche Wahrnehmungen erfolgt (2012, S. 166). Theoretisches Lernen ist auf das Handeln in der Praxis bezogen, das heißt „der Lernerfolg erweist sich in [den] Handlungsfeldern" (Siebert, 2012, S. 166). Berufspraktische Kompetenzen der Praktiker reichern eine sinnstiftende Handlungsorientierung im theoretischen Unterricht an. Indem sie Praxissituationen möglichst aus verschiedenen Perspektiven wiedergeben, werden Emotionen aktiviert, die einen erfolgreichen Lern- und Persönlichkeitsbildungsprozess erlauben. Laut Siebert ist ein Bildungsprozess ohne Emotionen nicht denkbar, da Denken und Lernen in Emotionalität eingebettet sind (2012, S. 158). Der Ermöglichungsdidaktiker Arnold konstatiert dazu, dass die Emotionalität ein maßgebender Wegbereiter der Identitätsentwicklung ist (2010, S. 225).

Aus systemischer Perspektive hat die Ausbildung dem ökonomischen Zweck des Betriebes zu entsprechen (Stark, 2001, zit. nach Deitmer, 2007, S. 29). Durch eine langfristige Rekrutierung von kompetentem Fachkräftenachwuchs ist der Betrieb an eine gelingende Lernortkooperation interessiert, wenngleich diese die betrieblichen Abläufe nicht störend beeinflussen soll (Deitmer, 2007, S. 29). Eine Ausgestaltung der Eckpunkte zur Zusammenarbeit von Theorie und Praxis auf Bundesebene (Empfehlungen des BIBB, 1997; Handreichungen der KMK, 1996) obliegt den Absprachen zwischen Schulen und Betrieben, so Pätzold (2003, S. 70). Dieser Sachverhalt erschwert die Lernortkooperation erheblich, da der Betrieb seinem Geschäftszweck nachzukommen versucht, während die Schule ihrem Ausbildungsziel Rechnung tragen möchte. Demnach ist die von Pätzold kritisierte Zusammenhangslosigkeit der Lernorte (2003, S. 69) der Bundes- und Kultusverwaltungsebene zuzuschreiben. Organisatorisch muss auf Länderebene eine gemeinsame neue Struktur geformt werden (Pätzold, 2003, S. 70), die beider Lernorte gerecht wird.

Die fachpädagogische Perspektive schließt sich den handlungsorientierten Vorgaben der KMK an, indem sie Rahmenlehrpläne für die Pflegeausbildung curricular erstellt (bspw. Rahmenplan des Landes Brandenburg, 2008). Legislativ ist die Lernortkooperation zwar in der Ausbildungsprüfungsverordnung aufgeführt, jedoch sind die vorgegebenen Maßnahmen fernab qualitativer Maßstäbe. § 2 Abs. 3 KrPflAPrV beschreibt die Praxisbegleitung als einen Teil der Kooperation, indem die für die Praxisanleitung zuständigen Fachkräfte zu beraten sind und die regelmäßige Präsenz eines Lehrenden in dem Ausbildungsbetrieb garantiert sein soll. Kooperationsmaßnahmen für die Praxisanleiter sind keine festgelegt, lediglich die Verbindung zu der Schule soll gewährleistet sein (§ 2 Abs. 2 KrPflAPrV). Mit dem Benennen des Ausbildungsziels präferiert das Gesetz über die Berufe in der Krankenpflege die Handlungsorientierung (§ 3 KrPflG). Damit wird zwar indirekt eine Vernetzung der Lernorte vorausgesetzt, um das Ausbildungsziel planmäßig zu erreichen (§ 10 Abs. 1 KrPflG), jedoch bleibt die Legislative in ihren rudimentären Vorgaben zur Lernortkooperation unkonkret. Es bedarf einer Deutung und Interpretation der gesetzlichen Aussagen. Spezifizierte Maßnahmen zur Zielerreichung liefert Bohrer. Sie konstatiert primär eine wertschätzende Haltung als essentiell für eine gelingende Lernortkooperation (2009, S. 85). Um sich gegenseitig auf Augenhöhe begegnen zu können, ist eine Vorstellung des jeweils anderen Lernortes hilfreich (Bohrer, 2009, S. 85). Hier ist eine Homogenität zu den Ausbauempfehlungen des Bundesinstituts erkennbar (Abb. 1, S. 6). Beide Lernorte verfügen über spezifische Lernangebote, welche sich durch gegenseitige Respektierung einander ergänzen. Verstärkt wird die wechselseitige Anerkennung durch die Akzeptanz der unterschiedlichen Systeme und der jeweiligen Rollen der Berufsbildenden (Bohrer, 2009, S. 86). Euler fand heraus, dass sich das geforderte handlungsorien-

tierte Ausbildungskonzept positiv auf das Verhältnis der Theoretiker und Praktiker auswirkt (1999b, S. 312). Weiterführend sieht Bohrer den gegenseitigen beratenden Austausch als eine geeignete Maßnahme (2009, S. 86), ähnlich den Empfehlungen des BIBB
(Tab. 1, S. 5).

Zur Zielerreichung müssen die Maßnahmen den aktuellen Herausforderungen begegnen.
Dazu gehören die internationalisierende Wirtschaft, der Ausbau der Informations- und
Kommunikationstechnologien, die Entwicklung zur Wissensgesellschaft und das Modifi-
zieren traditioneller Werte (Pätzold, 2003, S. 12). Hinzu kommen die Anforderungen in der
dualen Berufsausbildung, die latent vorhanden sind. Hierzu gehören die heterogenen
Lerngruppen, ein sich stetig veränderndes Bildungsverhalten der Lernenden und sich
wandelnde Einstellungen gegenüber dem Beruf (Pätzold, 2003, S. 12). In ihren empirischen Erhebungen verdeutlicht Oelke das Verhalten „schwieriger" Auszubildender
(2015a, S. 247-254; 2015b, S. 314-320). Während allgemeinbildende Lehrer mit Kindern
und Jugendlichen zu tun haben, unterrichten Berufsschullehrer Jugendliche und Erwach-
sene. So haben Berufsschullehrer in der Pflegeausbildung Schwierigkeiten mit provozie-
renden, kritischen, arroganten und überheblichen Verhaltensweisen der Auszubildenden
(Oelke, 2015b, S. 318). Auf mögliche Begründungslinien wird in diesem Rahmen verzichtet. Es sei lediglich erwähnt, dass biografisch entwickelte Verhaltensweisen sich im Laufe
des Lebens konstruieren, so Siebert (2012, S. 39). Insgesamt wird konstatiert, dass der
Umgang mit (erwachsenen) Jugendlichen eine besondere Herausforderung darstellt. Be-
rufsbildende sind demnach gefordert, sich einen geeigneten Führungsstil anzueignen, um
den Lernenden zu begegnen. Anregungen dazu gibt Bohrer, die zwischen dem autoritä-
ren, dem partnerschaftlichen und dem Laissez-faire-Stil unterscheidet (2009, S. 16).

2.4   Institutionelle Bedingungen

Die Kooperation der Lernorte in der dualen Berufsbildung ist abhängig von den Rahmenbedingungen der Ausbildungsbetriebe und der Berufsschulen. So spielen ökonomische
und zeitliche Zwänge der Institution ebenso eine Rolle, wie die Klassenstärke. Beide Determinanten beeinflussen die Lernortkooperation und somit die Qualität der Berufsausbildung. Eine Ausschöpfung der Fähigkeiten beider Lernorte, so Euler, wäre wünschenswert
(2015, S. 7). Das Kapitel spürt mögliche Potenziale beider Lernorte auf. Bezugspunkte zu
dem Pflegeausbildungssystem sind auch in diesem Kontext gegeben.

2.4.1   Betriebliche Ebene

Der betriebliche Lernort ist für die praktische Ausbildung im dualen Berufsausbildungssystem zuständig, wobei die Gesamtverantwortung der Schule obliegt (§ 4 Abs. 5 KrPflG).
Während aus betrieblicher Perspektive vor gut zehn Jahren vorwiegend noch aus ökono-

mischen Interessen und zur Nachwuchsförderung ausgebildet wurde (Keuchel, 2006, S. 9), muss der Betrieb gegenwärtig seinen Anforderungen als Ausbildungsinstitution gerecht werden. Die betriebliche Ebene umfasst das Lernen in realen beruflichen Situationen unter Einbezug fachlicher Hintergründe (Bohrer, 2009, S. 85). Der Grad der Anschaulichkeit ist durch eine gegebene, komplexe Sachnähe hoch, so Bohrer (2009, S. 85). Überwiegend verläuft das Lernen in der Praxis zunehmend informell ab. Die Auszubildenden konsumieren Wissen während der Mitarbeit im Arbeitsprozess beiläufig und zufällig (Bohrer, 2013, S. 85). Zur Gestaltung des beruflichen Lernens verfügt, nach Euler, die Institution Betrieb über folgende Potenziale (2015, S. 7):

Die auftretenden Arbeitsaufträge in der Praxis geben den Auszubildenden Orientierung in ihren Aufgabenstellungen, sodass sie an realen betrieblichen Aufträgen (Ernstsituationen) mitarbeiten. Sie festigen ihre Fähigkeit zur Problemlösung durch die Problembearbeitung in komplexen Arbeitssituationen. Der Betrieb stellt den Lernenden professionelles Fachpersonal zur Verfügung, welches fachlich kompetente Unterweisungen ausführt und adäquate Rückmeldungen über die geleisteten Arbeitsprozesse erteilt. Durch die wiederholte Mitarbeit im realen Berufsleben steigt das Anspruchsniveau und die Eigenverantwortung wächst. Folglich erlangen die Auszubildenden in der Institution Betrieb berufliche Handlungskompetenz (Euler, 2015, S. 7). Die Einbindung der Praxisbedingungen ist essentiell in der Lernortkooperation. Ausschließlich in der Schule entwickelte Ausbildungskonzepte laufen Gefahr, im Betrieb nicht umsetzbar zu sein. Dementsprechend befürwortet auch Mamerow eine gemeinsame Entwicklung durch beide Lernorte (2013, S. 57), ähnlich den Empfehlungen des Bundesinstituts für Berufsbildung (Kap. 2.2, S. 4-7). Konkret plädiert sie für das Festlegen von Lernangeboten gemeinsam mit den Betriebsteams (Mamerow, 2013, S. 58), um institutionelle Rahmenbedingungen einzubinden. Hier sieht Mamerow eine Möglichkeit, die nicht zu unterschätzenden kommunikativen Rahmenbedingungen angemessen zu implizieren (2013, S. 58). Sie gewährleisten eine wechselseitige, wertschätzende Haltung. Grundlegend arbeiten die institutionellen Praxisanleiter in einem permanenten Spannungsfeld. Demnach versuchen sie die Ausbildungsanforderungen und –ziele mit den Rahmenbedingungen der stationären Arbeitsbereiche zu koordinieren (Mamerow, 2013, S. 56). Versuchen deshalb, weil die Anforderungen der zweigeteilten Rolle hoch sind. Eine qualitative, deskriptive Studie an einem Spital der Deutschschweiz zeigt auf, dass die praktischen Ausbilder starke Belastungen in ihrer Doppelfunktion erleben und sich mehr Unterstützung wünschen (Key, 2016, S. 269). Dem wird ausnahmslos zugestimmt. Zudem fügt die Verfasserin hinzu, dass ein latenter Personalmangel den Druck auf die Berufsbildenden erhöht. Dem Anspruch einer hochwertigen Ausbildung kann im Zuge der Entwicklung des Gesundheitswesens nicht Rechnung getragen werden. Lázár benutzt den Begriff „Personalverknappung" als gravierende Folge der Personalpolitik in den letzten 20 Jahren (2016, S. 319). Um Lernortkooperation zu betreiben, stellen regelmäßige Praxisanleiterkonferenzen eine Option dar, in denen ein kollegialer Austausch zwischen den Berufsbildenden aus Theorie und Praxis stattfindet. Zielführend werden die Bildungsinhalte aus der Konferenz dem Pflegeteam transparent gemacht. Hier sieht die Verfasserin ein Dilemmata. Aus differierenden Gründen erreichen die Informationen nicht das Kollegium. Es scheint, als sei die Lernortkooperation organisatorisch gewollt, jedoch kulturell nicht eingebettet in die Abläufe des Betriebes. Dieser Umstand wirkt hemmend auf kooperative Initiativen (Euler, 1999b, S. 313). Demnach ist es sinnstiftend, die Lernortkooperation institutionell zu verankern (Schneider, 2009, S. 35).

2.4.2 Berufsschulebene

Die Berufsschule stellt den Lernort dar, in welchem die Auszubildenden fachliche Hintergründe gedanklich durchdringen (Bohrer, 2009, S. 85). Während in der Praxis in realen Situationen gelernt wird, ist in der Schule die Wirklichkeit nachgeahmt, bspw. mittels des Lernens am Modell. Dieser Umstand begrenzt den Anschaulichkeitsgrad sowie die Sachnähe (Bohrer, 2009, S. 85). Die fehlende Nähe zur Berufshandlung könnte einen Grund darstellen, warum Auszubildende den Lernort Berufsschule für ihre berufliche Entwicklung systematisch unterschätzen, wie Rauner & Piening in einer ihrer Forschungsarbeiten feststellen (2015, S. 25). Welche Potenziale für das berufliche Lernen die Berufsschule dennoch hat, definiert Euler wie folgt (2015, S. 7):

Die Lehrkräfte orientieren sich in ihrem theoretischen Unterricht an systematisch erstellte Curricula. Mittels Projektunterricht mit praxisbezogenen Problemstellungen erfolgt eine Didaktisierung des Lehrstoffes. Die Auszubildenden erarbeiten induktiv Problemlösungen. Die Problembearbeitung in zielgruppengerechten Zuschnitten ermöglicht eine individuelle Förderung. Dabei unterstützt das pädagogische Lehrpersonal didaktisch kompetent und gibt Rückmeldung zu der individuellen Bildungs- und Lernentwicklung. Die gezielte Arbeit an Übungs- und Transferaufgaben verbindet die Kasuistik mit der Systematik (Euler, 2015, S. 6). Homogen zu der betrieblichen Ebene betont Euler die Ausschöpfung dieser Potenziale als ideal, was jedoch in der Realität unzureichend vonstatten geht (2015, S. 7). Um die Ausschöpfung voranzutreiben, muss die Schule ihrem Anspruch gerecht werden, die Auszubildenden auf die Anforderungen der Praxis vorzubereiten sowie ihnen Reflexionsmöglichkeiten von Praxiserfahrungen bieten (Bohrer, 2009, S. 86; Pätzold, 2003, S. 73). An dieser Stelle kann Bezug zu der Ermöglichungsdidaktik von Arnold genommen werden, die den „reflexiveren Umgang mit eigenen oder fremden Emotionen" (Arnold, 2010, S. 229) impliziert. Indem das Emotionslernen ermöglicht wird, werden persönlichkeitsbildende Individualisierungsprozesse aktiviert. Dabei, so Euler, ist die Größe der Klasse ein entscheidendes Merkmal für den Grad der Individualisierung (2015, S. 7).

Insgesamt ist festzuhalten, dass beide Lernorte einen pädagogischen Beitrag zu der qualitativ hochwertigen Ausbildung der beruflichen Handlungskompetenz leisten (Euler, 2015, S. 9; Radke, 2008, S. 127). Indem sie ihre Potenziale erkennen und ausschöpfen, heben sie die Leistungsvorteile des dualen Ausbildungssystems an. Insbesondere die gegenseitige Anerkennung ermöglicht die gemeinsame Entwicklung von Qualitätsmaßstäben (Bohrer, 2009, S. 86). Unter Anerkennung der institutionellen Rahmenbedingungen können diese in die Betriebskultur einfließen. Folglich kommen beide Lernorte dem Ausbildungsziel nach, indem sie die Entwicklung einer umfassenden Handlungskompetenz ermöglichen.

3 Stand der Lernortkooperation in der Pflegeberufsausbildung

Das folgende Kapitel erörtert die Kooperation der Lernorte Theorie und Praxis in der originären dreijährigen Gesundheits- und Krankenpflegeausbildung. Es greift eine Form der Lernortkooperation heraus. Indem die Praxisanleiterkonferenz einer spezifischen Betrachtung unterzogen wird, sollen zielperspektivisch der aktuelle Stand und die Funktion als Kooperationsmaßnahme ermittelt werden.

3.1 Lernortkooperation im pflegerischen Kontext

In der Pflegeausbildung nimmt die Kooperation der theoretischen und praktischen Lernorte einen signifikanten Stellenwert ein. Um so ernüchternder sind die unzureichend formulierten Vorgaben seitens der pflegeausbildungsrelevanten Gesetze, wie im vorangegangenen Teil ermittelt wurde (Kap. 2.3, S. 7-11). Die Ausgestaltung liegt demnach auf Länderebene. Diese verharrt ebenso in der Unschärfe. Betrachtet man bspw. den Rahmenplan der Pflegeausbildung des Landes Brandenburg, erscheint das Wort Lernortkooperation nicht einmal. Lediglich die Forderung einer engen Zusammenarbeit der Praxisanleiter mit der Schule ist formuliert (Ministerium für Arbeit, Soziales, Gesundheit und Familie, 2008, S. 10). Seitens der Theorielehrenden ist die Praxisanleiterkonferenz in der Kooperationsform der Praxisbegleitung näher beschrieben. Darin steht: „[....] die Praxisanleiterinnen und Praxisanleiter in regelmäßigen Arbeitsbesprechungen beraten und unterstützen" sowie gemeinsam mit den praktischen Einrichtungen die Ausbildungsaufgaben erarbeiten (Ministerium für Arbeit, Soziales, Gesundheit und Familie, 2008, S. 11). Demnach gibt die Länderebene die inhaltliche Ausgestaltung an die Unternehmen und Berufsschulen ab. Diese scheinen die hoheitliche Aufgabe gut auszuführen, da die Lernortkooperation von Pflegeauszubildenden als positiv bewertet wurde, wie Ergebnisse qualitativer Studien zeigen (Fischer, 2014, S. 135; Rauner & Piening, 2015, S. 22). Dass eine Differenz zwischen der berufsschulischen Lernsituation und der Praxisrealität besteht, ist längst kein Geheimnis mehr (Pätzold, 2003, S. 74; Radke, 2008, S. 128). Die Aufnahme struktureller Betriebserfordernisse in die berufsschulischen Lernfelder, so Pätzold, begünstigt die Situations- und Handlungsorientierung (2003, S. 74). Auf diesem Wege werden die Auszubildenden befähigt, durch ihr berufliches Handeln Kompetenzen fundiert weiterzuentwickeln. Ausgehend von der generellen Bereitschaft zu einer Intensivierung der Zusammenarbeit auf beiden Seiten (Pätzold, 2003, S. 79), wird eine Verringerung der Kluft zwischen Theorie und Praxis angestrebt. Für die berufliche Identitätsentwicklung stellt eine intensive Lernortkooperation einen signifikanten Faktor dar (Fischer, 2014, S. 137). Mittels qualitativer Austauschprozesse zwischen den Lernorten werden die Auszubildenden in ihren beruflichen und persönlichen Kompetenzen gestärkt. Demnach werden sie zu Verantwortungsübernahme befähigt, was ihr Selbstständigwerden begünstigt. Bohrer konstatiert, dass letzteres von zentraler Bedeutung für die Lernenden ist (2013, S. 85). Erfahren sie Selbstständig- und Unabhängigkeit, steigt ihre Zufriedenheit und ein längeres Verbleiben im pflegerischen Berufsfeld wird initiiert. Letzteres ist auf Grund demografischer sowie beruflicher Entwicklungen von hoher Bedeutung.

3.2 Funktion der Praxisanleiterkonferenz

Die Lernortkooperation wird in der Pflegeausbildung in verschiedenen Formen ausgeführt. Bohrer sieht eine Kooperationsarbeit in den ausbildungsrelevanten Dokumenten, in der personellen Zusammenarbeit sowie in festen Informationsstrukturen zwischen den Beteiligten (2009, S. 90). Erstere leisten eine Weitergabe von Informationen. Diese können als Grundlage für personelle Zusammenkünfte fungieren. Mittels einer guten Informationsstruktur werden die Inhalte allen Beteiligten umfassend zur Verfügung gestellt. Da die vorliegende Arbeit die Praxisanleiterkonferenz thematisiert, wird die Kooperationsform *personelle Zusammenarbeit* fokussiert. Dazu zählen die gesetzlich geforderten Praxisbegleitungen (§ 2 Abs. 3 KrPflAPrV; § 4 Abs. 5 KrPflG) ebenso wie die regelmäßigen Konferenzen der Berufsbildenden. Respektive auch als Praxisanleitertreff oder -kreis tituliert, nimmt dieser in der dualen Ausbildung einen hohen Stellenwert ein. In der vorliegenden Arbeit wird das Wort Konferenz bevorzugt, um der Professionalisierung des Pflegeberufes ein Stück weit Rechnung zu tragen. Schneider definiert die Konferenz als eine Methode zur Informationsweitergabe, Entscheidungsfindung und/oder Konfliktlösung durch kommunikative Austauschprozesse der Beteiligten (2001, S. 3). Sie impliziert eine regelmäßige Zusammenarbeit der an der Ausbildung Beteiligten. Die Ziele einer Praxisanleiterkonferenz stellt Bohrer sinnstiftend heraus, welche in der folgenden Abbildung dargestellt und anschließend einer vertiefenden Betrachtung unterzogen werden.

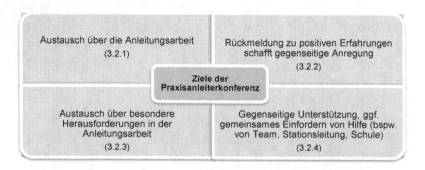

Abbildung 2: Ziele der Praxisanleiterkonferenz (Eigenerstellung Briese, 2017, Inhalt aus Bohrer, 2009, S. 94)

3.2.1 Austausch über die Anleitungsarbeit

Der formelle Austausch über die Anleitungsarbeit auf der personellen Ebene dient einer engen Vernetzung der Berufsbildenden. Demnach entsteht eine Basis für das gegenseitige Verständnis. Stärken und Grenzen des jeweils anderen Lernortes und die Rollen der Beteiligten werden erkannt. Daraus resultiert die persönliche sowie berufliche Akzeptanz untereinander, was eine wesentliche Voraussetzung für die Lernortkooperation darstellt (Bohrer, 2009, S. 86). Die Praxisanleiterkonferenz bietet einen Rahmen für den Austauschprozess. In möglichst gemütlicher Atmosphäre (Bohrer, 2009, S. 94) erhalten die Teilnehmer die Möglichkeit, den Stand ihrer Anleitungsarbeit zu erörtern. Die wechselseitige Verständigung führt zu der Entwicklung eines einheitlichen Verständnisses von Pflegekompetenz (Radke, 2008, S. 139). Verspüren die Auszubildenden eine Einheit zwischen Theorie und Praxis, beeinflusst es deren Pflegekompetenzverständnis, so Radke (2008, S. 127). Die Schlussfolgerung ist signifikant für die berufliche Sozialisation der Lernenden. Während sie im Unterricht die ideale Pflege durch theoretische Modelle kennenlernen, erleben sie im praktischen Einsatzfeld eine Berufsrealität, die häufig weit entfernt von *ideal* liegt (angelehnt an Radke, 2008, S. 128). Um dieser vernichtenden Erkenntnis wenig Raum zu geben, ist ein einheitliches Pflegeverständnis durch den Austausch der Berufsbildenden fundamental.

3.2.2 Rückmeldung zu positiven Erfahrungen schafft gegenseitige Anregung

Als eine Maßnahme des Austausches ist das wechselseitige, aktive Zuhören und Äußern der eigenen Perspektive wichtiger Bestandteil im Kooperationsprozess. Wie miteinander kommuniziert wird, ist Teil der Unternehmenskultur (Wiesner-Mantz, Müller-Dannecker & Kunert, 2013, S. 237). Setzt diese auf ein freundliches Sprachklima, überträgt sich das wertschätzende Kommunikationsverhalten auf die Lernenden. Dies hat positive Auswirkungen auf deren Sprachmuster im praktischen Einsatzfeld. Die sich in einer Stress- oder Angstsituation befindenden Patienten verspüren bei einem freundlichen „Ich wünsche Ihnen einen guten Appetit" mehr Wohlbefinden, als bei einem rauhen „Mahlzeit". Das zugegeben etwas salopp erscheinende Beispiel steht für vielfache Pflegesituationen. Wiesner-Mantz et al. kritisieren, dass das Sprachklima in deutschen Gesundheitseinrichtungen „alles andere als (heilungs)fördernd" ist (2013, S. 233-234). Orientierend an der Praxisanleiterkonferenz soll ein gesundes Sprachklima Rückmeldung zu positiven Erfahrungen ermöglichen. Indem zustimmend agiert wird, fühlt sich der Erzähler in seinen Kompetenzen gestärkt. Wird respektvoll mit einer anderen Sichtweise auf die Erfahrung des Gegenübers reagiert, eröffnen sich neue Perspektiven. Eine Verschränkung dieser in der Praxisanleiterkonferenz fördert die Wahrnehmung von gemeinsamen und differierenden Ansichten. Indem eine Akzeptanz der unterschiedlichen Perspektiven herrscht, wachsen die

Gemeinsamkeiten (Siebert, 2012, S. 147). Eine kooperationsförderliche Einheit der Berufsbildenden entsteht.

3.2.3 Austausch über besondere Herausforderungen in der Anleitungsarbeit

An die Anleitenden werden hohe Anforderungen gestellt. Die berufliche Tätigkeit allein verlangt ein hohes Maß an Handlungskompetenz als Kollege eines Teams sowie als Ausbildender der Lernenden (Mamerow, 2013, S. 5). Hinzu kommen die besonderen Herausforderungen, wie schwieriges Schülerverhalten (Oelke, 2015a, S. 250-251), Rollenkonflikte (Mamerow, 2013, S. 21-22) oder organisatorische Rahmenbedingungen (Bohrer, 2009, S. 22). Als Belastungen werden, nach Bohrer, die Isolation („Einzelkämpferdasein"), eine hohe Erwartungshaltung sowie eine nicht zufriedenstellende Beziehungsgestaltung gesehen (2009, S. 21). Die Isolation ist Folge eines mangelnden Austausches. Fragen zu herausfordernden Anleitungsarbeiten werden nicht offengelegt und diskutiert, was Unsicherheit schürt (Bohrer, 2009, S. 22). Die Erwartungen, die an Praxisanleiter gestellt werden, sind hoch und diffus, so Bohrer (2009, S. 22). Fehlendes Feedback und unklare Absprachen mit den Kollegen verstärken zudem die eigene Erwartungshaltung. Allen herausfordernden Belastungen ist mit einer gewissen Ernsthaftigkeit zu begegnen, da sie zu einem erhöhten emotionalen Druck, Stress und Überforderung führen können, so Bohrer (2009, S. 23). Die Praxisanleiterkonferenz bietet auch hier einen Rahmen zur lösungsorientierten Bewältigung, bspw. mittels des Problemanalyseschemas. Bohrer legt dieses Instrument vor, um Belastungen systematisch zu betrachten (2009, S. 23-24). Für den kollegialen Austausch über Herausforderungen stellt das Instrument, nicht nur in der Praxisanleiterkonferenz, eine sinnstiftende Methode dar.

3.2.4 Gegenseitige Unterstützung, ggf. gemeinsames Einfordern von Hilfe

Das letzte Ziel der Praxisanleiterkonferenz nimmt die gegenseitige Unterstützung in den Fokus der Betrachtung. Insbesondere bei dem Gefühl der hohen Erwartungshaltung ist es ratsam, sich Hilfe einzufordern, aber auch Hilfe anzunehmen (Bohrer, 2009, S. 21). Die kollegiale Beratung stellt eine geeignete Methode der Unterstützung dar. Sie ist charakterisiert durch die aktive Mitarbeit der gleichberechtigten Konferenzmitglieder, formal strukturiert und zielt auf die Problemlösung von beruflichen Alltagsproblemen der Konferenzmitglieder (Ruppel, 2012, S. 22). In Anlehnung an Tietze legt Ruppel sechs Prozessschritte dar, die den Ablauf einer kollegialen Beratung skizzieren (Tietze, 2003, zit. nach Ruppel, 2012, S. 23). Die Grundvoraussetzungen sind primär die Bereitschaft der Mitglieder, sich auf die Offenlegung einzulassen und sekundär die Verschwiegenheit nach außen zu wahren (Ruppel, 2012, S. 22). Im Rahmen einer Praxisanleiterkonferenz nicht lösbare Probleme, wie die organisatorischen Rahmenbedingungen des Betriebes, können nicht einer kollegialen Beratung unterzogen werden, so Ruppel (2012, S. 22). Hier bietet sich eine lösungsorientierte Gesprächsführung an, die nicht das bestehende Problem, sondern eine Lösungsfindung für das Dilemmata fokussiert (Bohrer, Kuckeland, Oetting-Roß, Scherpe & Schneider, 2008, S. 28). Das gemeinsame Einfordern von Hilfe ist insbesondere bei Rollenkonflikten, die zur Isolation führen, ratsam. Bohrer sieht eine Möglichkeit Informationen über die Aufgaben und Anforderungen der Praxisanleitung in Stationsbesprechungen zu implizieren (2009, S. 21). Sie bieten einen geeigneten Rahmen das Tätigkeitsprofil abzubilden.

Die Funktion der Praxisanleiterkonferenz wurde deutlich, indem die herausgestellten Ziele mit möglichen Maßnahmen der Umsetzung verquickt wurden. Um die Funktion der Zielerreichung erweiternd nachzuspüren, gilt es eine Betrachtung auf personeller Ebene durchzuführen. Die regelmäßigen Treffen bewirken eine Verantwortungsübernahme der Beteiligten für eine gemeinsame Ausbildung (Schneider, 2009, S. 34). Veraltete Strukturen, wie die Schule als Ort des Lernens und die Praxis als Ort des Arbeitens anzusehen, werden durch die Konferenzen aufgelöst. So verwundert es nicht, dass die Erwartungshaltung an die Praxisanleiterkonferenz hoch ist. Als eine unverzichtbare Form der Lernortkooperation ist die Konferenz Ausdruck einer engen Zusammenarbeit. Sie erlaubt den Fach- und Erfahrungsaustausch sowie die emanzipative Entwicklung einer gemeinsamen Grundlage der Berufsgruppe (Mamerow, 2013, S. 22). Letztere ist von hoher Bedeutung, wenn es um das Verwirklichen von Belangen der *Verbündeten* geht. Die zunehmende Bedeutung und der wachsende Stellenwert der Praxisanleitung erleichtert die Interessenvertretung in der Fachöffentlichkeit, so Mamerow (2013, S. 22). Demnach erwarten die Teilnehmer einen Partner, der sich mit ihnen auf den Weg der Emanzipation macht. Theoretisch sinnstiftend, scheitert die Verwirklichung in der Praxis. Organisatorische Gegebenheiten und berufspolitische Entwicklungen wirken hemmend auf die hochwertige Anleitungsarbeit. Dem zu Folge ist ein Schritt-für-Schritt-Prozess angemessen, um zielführend Qualitätsarbeit zu leisten.

3.3 Lernortkooperation mittels Praxisanleiterkonferenz

Nachdem die Lernortkooperation im pflegerischen Kontext und die Funktion der Praxisanleiterkonferenz einer Betrachtung unterzogen wurden, werden sie an dieser Stelle unter einer Prämisse beleuchtet. Es wird eruiert, inwiefern die Konferenz Einfluss auf die Kooperation von Theorie und Praxis hat. Regelmäßig und konstruktiv durchgeführt, entsteht eine Synergie des praktischen und theoretischen Wissens. Während die Praxisanleiter ihr generalisiertes Fakten- und Erfahrungswissen einbringen, steuern die Theoretiker ihre didaktisch konstruierten Wissensprozesse bei (Brinker-Meyendriesch, 2005, S. 202). Obgleich Brinker-Meyendriesch den Lernorten „Dualität von Wissen und Handeln" unterstellt, indem sie differierende Ziele und Lernmöglichkeiten implizieren (2005, S. 202), distanziert sich die Verfasserin von einer Bewertung der Lernorte. Die Neutralität begründet sie als grundlegende Denkrichtung, wenn es um Kooperationskultur geht. Stattdessen ist das Zusammenführen des Wissens eine unabdingbare Intervention für den Theorie-Praxis-Transfer. Dazu bietet die Praxisanleiterkonferenz einen geeigneten Rahmen. Sie ermöglicht die Informationsweitergabe sowie Fortbildung zu berufspädagogischen Themen, die gegenseitige kollegiale Beratung und die gemeinsame Entwicklung von Arbeits- und Dokumentationsmaterialien (Mamerow, 2013, S. 23). An keinem anderen Ort in der dualen Pflegeausbildung werden diese Tätigkeiten von zwei Berufsfeldern ausgeführt. Während die Praktiker berufspädagogisch Aktuelles erfahren, halten die Theoretiker den Bezug zu praktischen Verfahrensweisen aufrecht. In Hinblick auf die gewünschte Professionalisierung des Pflegeberufes ist der kontinuierliche Wissenstransfer essentiell für die berufliche Weiterentwicklung der Berufsbildenden. Weiterführend hat die Theorie-Praxis-Verknüpfung Einfluss auf die Identitätsentwicklung der Auszubildenden, wie Fischers Untersuchungen belegen (2014, S. 138). Dazu konstatiert Bohrer, dass informelles und formelles Lernen in den beiden Lernorten in Wechselwirkung stehen (2013, S. 91). So unterstützen Erfahrungen im praktischen Einsatzfeld das Sicherwerden der Lernenden, was sich wiederum auf das Lernen in der Schule auswirkt. Ihre professionell pflegerische Haltung entwickeln die Auszubildenden, so Bohrer, durch sichere Beziehungen im Lernumfeld (2013, S. 92). Schlussfolgernd lässt sich festhalten: Die in der Praxisanleiterkonferenz gelebte Verzahnung von Theorie und Praxis dient der tragfähigen Beziehungsgestaltung der Berufsbildenden, welche die Identitätsentwicklung des Nachwuchses beeinflusst.

4   Grenzen der gegenwärtigen Lernortkooperation in der Pflege

Die Kooperation der Lernorte stößt hin und wieder an Grenzen, die ihre Funktionalität reglementieren. So wirken gegenwärtige Rahmenbedingungen der Pflegelandschaft sowie der ihr innewohnenden Praxisanleitung hemmend auf die Zielerreichung. In welchem Ausmaß die Gegebenheiten Einfluss auf die Lernortkooperation nehmen, wird in dem folgenden Kapitel deutlich.

4.1   Rahmenbedingungen der Pflegelandschaft

Am 01. Januar 2017 trat ein weiteres Pflegestärkungsgesetz in Kraft, was die gesundheitspolitische Antwort auf die derzeitigen Versorgungsmissstände im Sektor Pflege ist. Damit reagiert die Bundesregierung auf den sich in vollem Gange befindenden demografischen Wandel. Die Zunahme der pflege- und hilfsbedürftigen Menschen in Deutschland ist unaufhaltsam, wie aktuelle Publikationen belegen (Menzel-Begemann, Klünder & Schaeffer, 2015, S. 103; Schwinger, 2016, S. 96). Auf Grund der steigenden Lebenserwartung nimmt die Zahl der älteren und chronisch erkrankten Menschen intermittierend zu (Hielscher, Kirchen-Peters & Sowinski, 2015, S. 6; Robert Koch-Institut, 2015, S. 435; Zegelin, 2014, S. 186). Dem gegenüber steht der drastische Personalabbau im Pflegebereich in den vergangenen Jahren (Krause, 2013, S. 36). Die Diskrepanz ist eindeutig: Die Gesundheitspolitik hat die Rechnung ohne den demografischen Wandel gemacht. Ein Mehrbedarf an qualifiziertem Fachpersonal ist offensichtlich (Stahl & Nadj-Kittler, 2016, S. 20), um eine professionelle Pflegeversorgung zu gewährleisten. Professionell meint in diesem Kontext, dass die pflegerischen Maßnahmen qualitativ vertretbar sind. Die Qualität wird durch das eigene Handeln beeinflusst. Pflegende reflektieren ihre Handlungen, indem sie ihre Tätigkeiten kognitiv nachspüren und mit aktuellen Erkenntnissen in Verbindung setzen. Fachwissenschaftlich als evidenzbasiertes Pflegehandeln definiert, ermöglicht es eine qualitativ hochwertige und somit professionelle pflegerische Versorgung. Dabei ist eine tiefgreifende Theorie-Praxis-Kluft offensichtlich. Bereits 2011 konstatierte Schädle-Deininger, dass in der Pflegearbeit kaum Zeit für Reflexion besteht, da die Bewältigung des Pflegealltags lediglich das „kurzfristige Beheben von Defiziten" impliziert (2011, S. 128). Demgegenüber verweisen aktuelle Erkenntnisse der Pflegestatistik auf einen 5%-igen Anstieg der Pflegebedürftigen seit 2011 (Statistisches Bundesamt, 2015, S. 7). Hier wird deutlich, dass eine zunehmende Arbeitsverdichtung den ohnehin unzureichenden reflexiven Wachstumsprozess der Pflege hemmt. Bezugnehmend auf die angestrebte Professionalität des Berufsbildes erscheint diese unter den aufgezeigten Rahmenbedingungen nahezu aussichtslos. Ausgehend von dieser Absurdität ist es wichtig, die Kooperation von Theorie und Praxis zum Gegenstand immanenter Diskussionen zu machen, um die Kluft mittels Erkenntnissen aufzufüllen. Einen Beitrag leistet Bensch in ihrer Veröffentlichung zu dem kritischen Denken in der Pflege (2015, S. 299-305). Sie zeigt kooperative Herangehensweisen für die Pflegebildenden beider Lernorte auf, einen reflektierten und veränderungswilligen Nachwuchs auszubilden. Die emanzipative Denkrichtung verhilft den Pflegenden zu einer wissenschaftlichen Stimme, indem sie tragfähige Argumentationslinien entwickeln (Bensch, 2015, S. 304). Diese befähigen sie, ihre Handlungen gegenüber anderen Gesundheitsberufen zu vertreten, was ein interprofessionelles Kollektivverständnis anbahnt. Eine Zusammenarbeit auf Augenhöhe ist notwendig, so der Deutsche Bildungsrat für Pflegeberufe, um die Herausforderungen im Gesundheitswesen lösungsorientiert begegnen zu können (2013, S. 1030). Wenngleich auf einer berufsübergreifenden Ebene, spielt auch in diesem Zusammenhang die Kooperation eine bedeutsame Rolle. Die Berufsbildenden in Theorie und Praxis nehmen dabei eine Schlüsselposition ein. Sie tragen die Verantwortung für die Ausbildung reflektierter Pflegekräfte. Nicht zuletzt wegen der aufgezeigten Rahmenbedingungen befinden sie sich in einem Dilemmata. Ihr Anspruch, eine patientengerechte Pflege (Versorgungsauftrag) sowie eine schülerorientierte Ausbildung (Bildungsauftrag) zu gewährleisten, wird durch Personalverknappung erschwert. Ein unbefriedigender Theorie-Praxis-Austausch und eine mangelhafte Reflexionsarbeit sind die Folge. Die Kooperation erfährt demnach eine immense Restriktion.

4.2   Rahmenbedingungen der Praxisanleitung

Netzwerkähnlich haben die Rahmenbedingungen der Pflegelandschaft einen maßgeblichen Einfluss auf die Anleitung im berufspraktischen Lernfeld. Um etwaige Grenzen der Lernortkooperation im Bereich der Praxisanleitung zu ergründen, wird sie im Folgenden einer kritischen Betrachtung unterzogen. Dass die Praxisanleitung die Schnittstelle zwischen der schulischen und der praktischen Ausbildung darstellt, ist gleichermaßen bekannt wie vorgegeben (§ 2 Abs. 2 KrPflAPrV). Der Rahmenplan des Landes Brandenburg präzisiert die Schnittstellenfunktion der Praxisanleitung, indem er eine enge Zusammenarbeit mit der Schule mittels Abstimmung am Lehrplan formuliert (Ministerium für Arbeit, Soziales, Gesundheit und Familie des Landes Brandenburg, 2008, S. 10). Betrachtet man die gegenwärtigen Rahmenbedingungen im Pflegeberuf wird deutlich, dass sich die Anleitungsarbeit den Bedingungen beugen muss. Eine 2010 durchgeführte Befragung der Arbeitsgemeinschaft Praxisanleitung Nordrhein-Westphalen kommt zu dem Ergebnis, dass die praktische Schülerausbildung sogar „auf der Strecke" bleibt und verweist auf die besonderen Schwierigkeiten des Theorie-Praxis-Transfers (2010, S. 190-191). Aussagen, wie „Schüler arbeiten wieder mehr funktionell", „es gibt weniger Anleitung in der Relation zum Einsatz" und „es arbeiten zu wenige Fachkräfte und dies unter ständigem Verantwortungs- und Zeitdruck" dominieren das Stimmungsbild der Praxisanleiter in den Kliniken (Arbeitsgemeinschaft Praxisanleitung NRW, 2010, S. 191). Zudem erschweren intransparente Lernzielkataloge der Schule die Ermittlung des Wissensstandes der Lernenden (Steffan & Knoch, 2015, S. 264). Das führt dazu, dass voneinander isolierte Tätigkeiten ohne pflegerischen Kontext an Schüler übertragen werden, da das Vorhandensein theoretischer Vorkenntnisse nicht bekannt ist. Unzufriedenheit und Überforderung seitens der Lernenden sind die Folgen. Lernförderliche Reflexionsprozesse sind demnach nicht realisierbar. Dabei implizieren sie den wahren Erkenntnisgewinn, indem die Beteiligten sich und ihr Handeln bewusst wahrnehmen, neue Sichtweisen einbeziehen und ihr Pflegehandeln möglicherweise neu ausrichten (Bohrer, 2009, S. 41). Jedoch verhelfen strukturierte Reflexionen nicht nur den Auszubildenden zu Kompetenzentwicklung. Die Praxisanleiterkonferenz bietet ebenso einen Rahmen, sich als Pflegefachkraft seiner Tätigkeiten bewusst zu werden. Durch Rückmeldung der beteiligten Akteure werden sie befähigt, ihr Handeln neu auszurichten. Somit wird die Relevanz der Kooperationsarbeit bezüglich reflexiver Prozesse deutlich. Steffan und Knoch verweisen auf einen kontinuierlich zunehmenden Arbeitsaufwand bei fehlenden verbindlichen Rahmenbedingungen (2015, S. 264). Die Qualität der Praxisanleitung ist demnach u. a. von der Motivation der Fachkraft abhängig, welcher angesichts fehlender Anerkennung und unzureichender monetärer Anreize Grenzen gesetzt werden (Steffan & Knoch, 2015, S. 264). Hier wird deutlich, dass die Qualität nicht allein an dem Anleiter bemessen werden kann, sondern im Kontext der Institution gesehen werden muss. Ist die Einrichtung als ausbildungsfreundliches Unternehmen charakterisiert, erfährt auch der Praxisanleiter mehr Rückhalt und Unterstützung (Bohrer, 2009, S. 10), welche die Motivation positiv beeinflussen. Im Rahmen der Pflegeausbildungsstudie PABiS erfolgte im Jahr 2006 eine Befragung von Pflegeausbildungseinrichtungen und Krankenhäusern zu der Situation der Ausbildung in Deutschland. Sie kam zu einem ähnlichen Ergebnis wie die bisherigen Ausführungen konstatieren: Der Betreuungsaufwand der Praxisanleiter für die Auszubildenden ist deutlich gestiegen seit der Novellierung des Krankenpflegegesetzes (Blum, Isfort, Schilz & Weidner, 2014, S. 7). Die Betreuung der Lernenden ist intensiver durchzuführen, nicht zuletzt wegen der reduzierten Praxiseinsätze, so Blum et al. (2014, S. 7). Mit dieser repräsentativen Erkenntnis sollte der Grundstein für die Zunahme der betrieblichen Anerkennung der Praxisanleiter gelegt sein. Wünschenswert wäre eine Betriebsphilosophie, welche die notwendigen Kooperationsprozesse ihrer Fachkräfte gleichermaßen berücksichtigt.

Insgesamt lässt sich festhalten, dass die Rahmenbedingungen der Pflegelandschaft und die der Praxisanleitung in Wechselbeziehung zueinander stehen. Beide Determinanten weisen gegenwärtig Ansätze auf, die Lernortkooperation zu begrenzen. Doch im Zuge kontinuierlicher pflegewissenschaftlicher Forschung sind sie Gegenstand aktueller Diskussionen, was einen Umdenkprozess begünstigt.

5 Theoretische Legitimation der Konzeptentwicklung

Nachdem der grundlegende Sachverhalt der Lernortkooperation erörtert wurde, schließt sich der konzeptionelle Entwicklungsteil an. Einleitend beschäftigt sich das folgende Kapitel mit der theoretischen Fundierung der Konzeption einer Praxisanleiterkonferenz. Dazu bedient sich die Verfasserin ausgewählter pflegedidaktischer Modelle. Grundlegend bildet die Interaktionistische Pflegedidaktik von Ingrid Darmann-Finck das Fundament ihrer Ausführungen. Darüber hinaus erweitert sie die Heuristik, als ein Bestandteil des Modells, mit Komponenten des Handlungstheoretisch fundierten Arbeitsmodells von Renate Schwarz-Govaers, um die Anbahnung beruflicher Handlungskompetenz zu fokussieren. Weitere Modifikationen werden begründend dargelegt. Das Kapitel endet mit der Darstellung der modifizierten Heuristik.

5.1 Pflegedidaktische Entwicklungen

Die Pflegedidaktik ist eine sehr junge Disziplin. Dementsprechend ist es nicht verwunderlich, dass sich Veröffentlichungen bezüglich der Thematik in Grenzen halten. Einen aktuellen Stand bilden die Publikationen der Mitglieder der Sektion Bildung der Deutschen Gesellschaft für Pflegewissenschaft ab (Dütthorn, Walter & Arens, 2013, S. 168-175; Walter et al., 2013, S. 302-310). Mit ihrer Analyse fokussieren die Sektionsmitglieder den Beitrag zur Theorie-Praxis-Verzahnung, den die pflegedidaktischen Arbeiten zu leisten im Stande sind (Dütthorn et al., 2013, S. 168-169). Indem sich Pflegepädagogen mit ihnen auseinandersetzen, bereichern sie deren beruflichen Alltag. Bemängelnd führen die Mitglieder an, dass es bisherigen Veröffentlichungen nicht gelungen ist, den praktischen Wert der Pflegedidaktiken zu übermitteln, wenngleich „ihr Erscheinen für die Disziplinentwicklung dringend notwendig war" (Dütthorn et al., 2013, S. 168). Theoretisch wertvoll, finden sie in der pädagogischen Praxis unzureichend Anwendung. Die vorliegende Arbeit begegnet der Ist-Situation, indem zwei pflegedidaktische Modelle als Planungsinstrument für die Konzeption herangezogen werden.

5.2 Darstellung der Interaktionistischen Pflegedidaktik als Fundament

Das Modell der Interaktionistischen Pflegedidaktik von Ingrid Darmann-Finck (2003) bietet ein hervorragendes Analyse- und Planungsinstrument für mögliche Lehr-Lern-Situationen (Muths, 2013, S. 159; Walter et al., 2013, S. 309). Mit seiner Orientierung an die Berufspraxis (Darmann-Finck, 2010, S. 170; Muths, 2013, S. 181) scheint es als theoretische Grundlage für die Konzeption einer Konferenz für Praxisanleiter geeignet, da es die Lernorte Schule und Betrieb gleichermaßen berücksichtigt. Ausgehend von der beruspraktischen Ausrichtung zielt die Verfasserin mit der Anwendung der Interaktionistischen Pflegedidaktik darauf ab, eine pflegedidaktisch begründete Praxisanleiterkonferenz zu konzeptionieren. Sie soll einen Beitrag zu der Kooperation der theoretischen und praktischen Lernorte in der Pflegeausbildung leisten. Darmann-Finck entwickelte das Modell der Interaktionistischen Pflegedidaktik aus der Tatsache heraus, dass bisherige Modelle „kaum Eingang in die Pflegeunterrichtspraxis gefunden haben" (2010, S. 12). Demnach stützt sie sich in ihrer induktiven Forschung auf empirische Erkenntnisse der Unterrichtswirklichkeit, indem sie die Interaktionen zwischen Lehrenden und Lernenden im Pflegeunterricht beobachtete (2010, S. 55-56), beeindruckende Interaktionsgegenstände sowie narrative berufliche Problemsituationen aufnahm, analysierte (2010, S. 56-60) und einer Auswertung unterzog (2010, S. 60-65). Die Forscherin identifizierte drei übergreifende Bildungskonzepte der Lehrenden („Regelorientierung", „Fallorientierung", „Meinungsorientierung"), anhand welcher sie die Kommunikationsmuster der Unterrichtsbeteiligten kategorisierte (2010, S. 66-143). Herausragend ist die Tatsache, dass die „Regelorientierung" als Denk- und Handlungsmuster der Lehrenden dominiert (Darmann-Finck, 2010, S. 143-146). In Anlehnung an Klafkis Bildungstheorie generierte sie berufliche Schlüsselprobleme, die fundamental für die spätere Entwicklung der Lerninseln sind (2010, S. 158). Als Vertreter der kritisch-konstruktiven Didaktik verfolgt Klafki einen aufklärerischen Gedanken, indem er die Selbstbestimmungs-, Mitbestimmungs- und Solidaritätsfähigkeit des Lernenden als Ziel der Bildung versteht (Oelke & Meyer, 2013, S. 66). Dazu definiert er „epochaltypische Schlüsselprobleme", die der Zielerreichung dienen (Oelke & Meyer, 2013, S. 69-70). Obgleich die Forscherin auf Klafkis Didaktik Bezug nimmt, ist an dieser Stelle darauf hinzuweisen, dass Klafkis Schlüsselprobleme keinesfalls homogen zu Darmann-Fincks Schlüsselproblemen sind. Weiterführend stützte sie ihr theoretisches Konstrukt auf die Erkenntnisinteressen von Habermas, dem Vertreter der Kritischen Theorie. Bezugnehmend auf die genannten bildungswissenschaftlichen Grundlagen ist die emanzipative Ausrichtung Darmann-Fincks erkennbar. Sie basierte ihr Modell auf weitere bildungs- und pflegetheoretische Theorien, welche in diesem Kontext nicht näher erläutert werden. Die Tabelle stellt sie in ihrer Gesamtheit dar.

Tabelle 3: Theoretische Grundannahmen der Interaktionistischen Pflegedidaktik (Eigenerstellung Briese, 2017, Inhalt aus Darmann-Finck, 2010, S. 152-169)

Interaktionistische Pflegedidaktik (Darmann-Finck)					
Bildungstheoretische Grundlagen				Pflegetheoretische Grundlagen	
Bildungstheorie (Klafki)	Bildungsgangdidaktik (Meyer)	Symbolischer Interaktionismus (Blumer)	Strukturtheoretische Handlungstheorie (Oevermann)	Erkenntnisinteressen (Habermas)	Kritische Theorie der Pflegewissenschaft (Friesacher)

Unter Bezugnahme der Erkenntnisinteressen von Habermas fundierte Darmann-Finck den Prozess von den Bildungskonzepten zu den Zieldimensionen der theoretischen und praktischen Pflegeausbildung (2010, S. 171). Darauf aufbauend entwickelte die Forscherin eine pflegedidaktische Heuristik, mit dessen Hilfe Bildungsziele und –inhalte für die Pflegeausbildung identifiziert und pflegedidaktische Entscheidungen vorbereitet werden (2010, S. 169). Letzteres gelingt durch die intensive Auseinandersetzung mit der beruflichen Situation anhand der Matrix. Sie verschränkte die drei Zieldimensionen mit differierenden Perspektiven der an der Problemsituation Beteiligten sowie mit den strukturellen Rahmenbedingungen (2010, S. 174-186). Die generierten Schlüsselprobleme ermöglichen, gemeinsam mit der Heuristik als Strukturierungshilfe, das Entwickeln von Lerninseln (Darmann-Finck, 2010, S. 190). Dazu werden mögliche Bildungsziele und –inhalte identifiziert, indem die drei Zieldimensionen und die vier Perspektiven verschränkend betrachtet werden. An dieser Stelle ist der Einwand Darmann-Fincks berechtigt, die Anzahl der Lerninseln zu legitimieren. Sie stellt heraus, dass pro Lernfeld ein bis zwei Lerninseln vorgesehen sind (2010, S. 199). Die Reduktion der ermittelten Ziele und Inhalte erfolgt unter Berücksichtigung der Exemplarität, der Lernendenvoraussetzungen und der curricularen Verortung respektive Lernfelder und sollten den Kern des gewählten Schlüsselproblems implizieren (Darmann-Finck, 2010, S. 192). Die generierten Ziele und Inhalte werden anschließend mit empirischen oder theoretischen Studien angereichert, um sie konkretisieren zu können (Darmann-Finck, 2010, S. 196). Für die nun folgende methodische Strukturierung werden die verbleibenden Ziele und Inhalte zu Lernsequenzen zusammengefasst, die den drei Erkenntnisinteressen entsprechen (Darmann-Finck, 2010, S. 196-197).

Methodisch lehnt Darmann-Finck ihre Umsetzungsidee für den theoretischen Lernort an die konstruktivistische Unterrichtsgestaltung an, indem sie Gestaltungsmöglichkeiten fallbezogenen Lernens offeriert (2010, S. 200-209). Demnach bildet den Einstieg die Konfrontation der Lernenden mit der Fallsituation. Mittels kommunikativer Interaktion werden Gefühle und Gedanken geäußert und somit unterschiedliche Perspektiven eröffnet. Die Perspektivverschränkung ermöglicht das Identifizieren der innewohnenden Probleme sowie Wissenslücken. Anschließend findet eine Wissens- und Kompetenzkonstruktionsphase statt. Die entwickelten Wissensbestände werden in der Sicherungsphase zusammengeführt und auf ähnliche Pflegesituationen übertragen. (Darmann-Finck, 2010, S. 196) Mikromethodische Gestaltungsvorschläge bleibt Darmann-Finck dem Leser schuldig.

Zielführend in der bildungswissenschaftlichen Orientierung ist das Bestreben nach emanzipativen Persönlichkeits- und Identitätsbildungen der Lehrenden sowie der Lernenden (Darmann-Finck, 2010, S. 11). Dementsprechend legt sie ihren Schwerpunkt auf die Emanzipation der Lernenden, die durch den Erwerb des selbstständigen Handelns geför-

dert wird. Bohrer konstatiert, dass das Selbstständigwerden in der Pflegepraxis ein zentrales Anliegen der Auszubildenden ist (2013, S. 85). Mittels emanzipativen Prozessen
werden sie befähigt, selbstbestimmt zu handeln. Damit bedient Darmann-Finck einen
elementaren Schwerpunkt in der Pflegeausbildung.

Abschließend erfolgt die Darstellung der Heuristik der Interaktionistischen Pflegedidaktik
von Darmann-Finck. Sie impliziert die Habermas´schen Erkenntnisinteressen sowie die
verschiedenen Perspektiven. Die Verwendung aktiver Verben erfolgt bewusst, um den
Schreibduktus der späteren Kompetenzformulierung anzubahnen.

Tabelle 4: Heuristik der Interaktionistischen Pflegedidaktik von Darmann-Finck (Darmann-
Finck, 2010, S. 175, veränderter Schreibduktus durch Briese, 2017)

Zielebene	Pflegende	Patient / Angehö-rige	Institution / Ge-sundheitssystem	Pflegerisches Han-deln
Technisches Erkenntnisinte-resse	Pflegendenver-halten erklären Instrumentelle Lösungen für Probleme der Pflegenden ab-leiten	Patientenverhal-ten erklären Instrumentelle Lösungen für die (Selbst-) Pflege-aufgaben von Patienten bzw. die Fremdpflege-aufgaben der Angehörigen ableiten	Instrumentelle Lösungen für die Aufgaben der Institution und des Gesund-heitssystems erklären und ableiten	Instrumentelle Lö-sungen für die Unterstützung des Patienten bei der Selbstpflege erklä-ren und ableiten
Praktisches Erkenntnisinte-resse	Eigene biogra-fisch geprägte Interessen, Ge-fühle, Motive und Werte ver-stehen und dis-kutieren	Biografisch ge-prägte Interes-sen, Gefühle, Motive und Werte des Patienten verstehen und diskutieren	Interessen und Motive der Insti-tution und des Gesundheitssys-tems verstehen und diskutieren	Fallverstehen Urteilsbildung Kommunikation
Emanzipatori-sches Erkennt-nisinteresse	Gesellschaftlich geprägte innere Konflikte der Pflegenden auf-decken	Gesellschaftlich geprägte innere Konflikte der Pa-tienten aufdecken	Gesellschaftliche und institutionel-le Widersprüche aufdecken	Widersprüche in Strukturgesetzlich-keiten des pflegeri-schen Handelns aufdecken

5.3 Modifikation der Heuristik

Darmann-Finck erachtet eine bedarfsorientierte Modifikation der Heuristik der Interaktionistischen Pflegedidaktik als sinnstiftend und sogar wünschenswert (2010, S. 174). Um sie als Planungsinstrument für ein Praxisanleiterkonferenz-Konzept zu nutzen, bedarf es einiger Erweiterungs- bzw. Novellierungskomponenten. Sie werden im Folgenden erörtert. Abschließend findet eine Visualisierung der modifizierten Heuristik statt.

5.3.1 Kompetenzanbahnung durch Einbezug Subjektiver Theorien

Die berufliche Handlungskompetenz stellt das Leitziel der theoretischen und praktischen Berufsausbildung dar (Fischer, 2014, S. 131; Kania & Schneider, 2010, S. 6; Mamerow, 2013, S. 89; Oetting-Roß, 2009, S. 38). Deren Entwicklung ist die primäre Aufgabe der Berufsbildenden (§ 3 Abs. 1 KrPflG). Die Formulierung der zu erreichenden (Teil-) Kompetenzen bleibt Darmann-Finck dem Leser schuldig. Sicherlich impliziert sie Ziele, aus denen man etwaige Kompetenzen ableiten kann. Dennoch wäre eine weitere Spalte sinnstiftend, in der die zu erreichenden Teilkompetenzen aufgeführt werden. Dazu sind Bezüge zu Elementen eines weiteren pflegedidaktischen Modells notwendig. Schwarz-Govaers fokussiert in ihrem Handlungstheoretisch fundierten Arbeitsmodell zur Pflegedidaktik aus dem Jahr 2005 die Subjektiven Theorien nach dem handlungspsychologischen Lernmodell nach Wahl (1991) (Schwarz-Govaers, 2010, S. 173). Sie konstatiert, dass ein Wissenszuwachs, und somit eine Kompetenzentwicklung, erst möglich ist, wenn sich die Lernenden ihrer biografisch entstandenen Theorien bewusst werden, sie durch Perspektivverschränkung verändern und die Möglichkeit erhalten das neue Wissen zu verdichten. Im Laufe unseres Lebens entwickeln wir vielfältige handlungssteuernde Strukturen, die sich schwer verändern lassen (Schwarz-Govaers, 2010, S. 173). Indem sie vier Perspektiven impliziert, bietet die Heuristik von Darmann-Finck eine Möglichkeit der Perspektivverschränkung. Als didaktisches Prinzip lässt die Verquickung auf der inhaltlichen sowie der Beziehungsebene menschlicher Interaktion differierende Denk- und Verhaltensmuster zu (Siebert, 2012, S. 146). Werden die Perspektiven unter Beachtung der Subjektiven Theorien betrachtet, werden Deutungsmuster klarer. Darmann-Finck schlägt als Einstieg die Konfrontation mit der Fallsituation vor. Damit werden handlungssteuernde Strukturen bewusst gemacht (Schwarz-Govaers, 2010, S. 178). Das gemeinsame Ermitteln von Problemlösungen konfrontiert die Subjektiven Theorien mit neuem Wissen, welches einen Umdenkprozess in Gang setzt (Schwarz-Govaers, 2010, S. 179). Das Verdichten des neuen Wissens eröffnet eine Erweiterung des Horizontes, indem die ermittelten Problemlösungen in neue, handlungsleitende Strukturen überführt werden (Schwarz-Govaers, 2010, S. 180). Ein Zuwachs einzelner Teilkompetenzen wird ersichtlich. Ausgehend von den Erkenntnisinteressen wird die Fallsituation in den Perspektiven der *Pflegenden*, des

Patienten/Angehörigen und der *Institution/Gesellschaft* beleuchtet, um *pflegerisches Handeln* abzubilden. Die Teilkompetenzen werden aus der horizontalen Bearbeitung der Heuristik deutlich. Folglich impliziert die Verfasserin die zu erreichenden Fähig- und Fertigkeiten homogen den Erkenntnisinteressen horizontal. Führt man diese zusammen, dienen sie der angestrebten umfassenden Handlungskompetenz.

5.3.2 Kompetenzformulierung durch Zieldimensionen des Lernortes Praxis

Darmann-Finck ordnet tabellarisch den Erkenntnisinteressen die Zieldimensionen der Lernorte Theorie und Praxis zu (2010, S. 172). In Anlehnung an die aus der Pflegepraxis stammenden Schlüsselprobleme der Anleiter bedient sich der Verfasserin der Dimensionen des praktischen Lernortes von Darmann-Finck und positioniert sie, in kursiver Schriftform, zu den Erkenntnisinteressen (2010, S. 172). Auf diese Weise gelingt das anschließende Generieren der Teilkompetenzen erheblich leichter. Im Folgenden wird anhand der Erkenntnisinteressen und der Zieldimensionen für den Lernort Pflegepraxis dargelegt, wie die Verfasserin die Teilkompetenzen eruiert. Es gelingt ihr, alle vier Teilkompetenzen einer umfassenden beruflichen Handlungskompetenz begründend zu etablieren. Je nach Betrachtungsschwerpunkt ist die Entwicklung anderer und/oder weiterer Teilkompetenzen möglich, weshalb der Zusatz *Fokus* gewählt wird. Damit verdeutlicht die Verfasserin ihre Fokussierung und lässt eine situationsabhängige Abweichung zu.

Technisches Erkenntnisinteresse fokussiert Fachkompetenz

Nach Habermas impliziert das technische Erkenntnisinteresse gesetzmäßige Aussagen zu empirisch-analytischen Wissenschaften. Demnach orientiert es sich stringent an basierten, fachlichen Vorschriften (Darmann-Finck, 2010, S. 172-173). Übertragen auf die Pflegepraxis werden die Vorschriften eingehalten, indem regelgeleitet und unter Einbezug fachlichen Wissens gehandelt wird. Hieraus ergibt sich der Fokus auf eine zu erreichende Fachkompetenz, ersichtlich in der rechten Spalte *Anbahnen beruflicher Handlungskompetenz* (Tab. 5, S. 33).

Praktisches Erkenntnisinteresse fokussiert Methoden- und Sozialkompetenz

Das praktische Erkenntnisinteresse stellt Bezugspunkte zu dem gegenseitigen Verstehen und Verständigen dar. Damit einher gehen Gefühle, Werte und Deutungen der an der Situation Beteiligten. Im Praxislernort werden die Akteure befähigt, situationsangemessen zu pflegen und, unter Anerkennung der Individualität der zu Pflegenden, Beziehungen zu gestalten (Darmann-Finck, 2010, S. 173). Indem Problemstellungen selbstorganisiert und beziehungsorientiert gelöst und anschließend reflektiert werden, wird eine reflexive Könnerschaft angebahnt (Darmann-Finck, 2010, S. 173). Im Rahmen des praktischen Erkenntnisinteresses legt die Verfasserin demnach ihren Fokus auf die Förderung der Methoden- und Sozialkompetenz, ersichtlich in der rechten Spalte *Anbahnen beruflicher Handlungskompetenz* (Tab. 5, S. 33).

Emanzipatorisches Erkenntnisinteresse fokussiert Personal- und Sozialkompetenz

Nach Habermas legt das emanzipatorische Erkenntnisinteresse seinen Schwerpunkt auf die Analyse gesellschaftlich geprägter Widersprüche und Missachtungsverhältnisse (Darmann-Finck, 2010, S. 173). Angesichts dieser Determinanten sollen in der Pflegepraxis Entscheidungen getroffen werden, mit denen Missachtung abgeschwächt und Anerkennungsverhältnisse etabliert werden, so Darmann-Finck im Rahmen ihrer Zieldimension des verantwortlichen Handelns (2010, S. 173). Die Stärkung der personellen und sozialen Fähigkeiten ist offensichtlich, weshalb die Verfasserin eine Anbahnung dieser beiden Teilkompetenzen fokussiert, ersichtlich in der rechten Spalte *Anbahnen beruflicher Handlungskompetenz* (Tab. 5, S. 33).

5.3.3 Implementierung der Perspektive Auszubildende

Praxisanleiterkonferenzen dienen dem Erfahrungs- und Fachaustausch in der berufsbildenden Arbeit (Mamerow, 2013, S. 22). Mit den Auszubildenden erlebte Situationen werden reflektierend betrachtet. Dem zu Folge ist es bedeutsam, die Perspektive der Auszubildenden in den Fokus zu nehmen. Während Darmann-Finck ihre Perspektiven auf vier Positionen beschränkt, sieht die Verfasserin einen Einbezug der Auszubildendenperspektive als essentiell. Deren Sichtweise unterscheidet sich von denen der langjährig Pflegenden. Während Pflegende über Jahre gelernt haben sich den betrieblichen Erfordernissen anzupassen, müssen Auszubildende lernen die Spannungen auszuhalten und mit ihnen umzugehen (Bohrer, 2013, S. 85). Dieser Anpassungsmechanismus impliziert eine Sichtweise, die sich von den Pflegefachkräften unterscheidet. Durch den ständigen Wechsel der Praxisfelder, den die Lernenden im Ausbildungsverlauf zu absolvieren haben, sind sie gezwungen sich kontinuierlich in ein neues Team einzufinden, neue Beziehungen aufzubauen und die zu pflegenden Menschen neu einzuschätzen (Bohrer, 2013, S. 87). Die Begründungslinien weisen darauf hin, warum die Perspektive der Auszubildenden als notwendiger Betrachtungsschwerpunkt in die Heuristik einfließen muss. Unter kritischer Würdigung wird festgehalten, dass Darmann-Finck die Rolle der Auszubildenden nicht gänzlich verschweigt. Sie etabliert die Lernenden in die Perspektive der Pflegenden, indem sie konstatiert: „[....] hier ist ggf. zu differenzieren zwischen den Auszubildenden und examinierten Pflegenden [....]" (2010, S. 174). Je nach Beteiligung schlägt sie eine Anpassung der Personen an die jeweilige Situation vor (Darmann-Finck, 2010, S. 174). Da die Auszubildenden eine signifikante Rolle in der Praxisanleitung einnehmen, und somit indirekter Bestandteil der Konferenz sind, werden sie in einer separaten Spalte bedacht.

5.3.4 Novellierung der Perspektive Angehörige

Das Modell der Interaktionistischen Pflegedidaktik impliziert u. a. die Perspektive *Patient* und dessen *Angehörigen*. An dieser Stelle ist eine Modifikation bezüglich der Konzeptentwicklung erforderlich. In der Anleitungsarbeit sind vornehmlich der Patient, der Auszubildende und der Praxisanleiter die beteiligten Akteure. Die Anwesenheit der Angehörigen ist bei geplanten Praxisanleitungen als Ausnahme zu betrachten. Je nach Krankheitsbild nehmen die Angehörigen jedoch eine essentielle Rolle ein. Insbesondere bei chronischen Krankheitsverläufen sind die Angehörigen maßgeblich und über einen längeren Zeitraum wichtige Bezugspersonen für die Betroffenen (Grune, 2015, S. 32). Sie fungieren als Unterstützer, Berater oder Pflegende. Ganz gleich in welcher Funktion die Angehörigen handeln, stellen die erkrankungsbedingten Veränderungen für sie komplexe Anpassungs- und Bewältigungsherausforderungen dar (Menzel-Begemann et al., 2015, S. 103). Dementsprechend ist die Betrachtung der Angehörigenperspektive in der Konferenz abhängig von dem gewählten Schlüsselproblem. Handelt es sich bspw. um eine erlebte Anleitungssituation, in der ein edukatives Beratungsgespräch mit einem chronisch Erkrankten stattfand, erscheint die Beleuchtung der Angehörigenperspektive sinnstiftend. Findet jedoch eine originäre pflegerische Anleitungstätigkeit statt, ohne Anwesenheit von Angehörigen, erscheint die Betrachtung der Angehörigenperspektive überflüssig. Begründend auf die vorangestellte Argumentation kann die Perspektive der Angehörigen nicht gänzlich aus der Matrix entfernt werden. Mittels Klammersetzung wird dem Betrachter die Sinnhaftigkeit einer Analyse der Angehörigensicht überlassen. Individuell kann entschieden werden, ob es der Perspektive bedarf. Damit ist ein gelungener Konsens gefunden.

Zusammenfassend kann festgehalten werden, dass vier Erweiterungen (5.3.1; 5.3.2; 5.3.3) und eine situationsabhängige Reduktion (5.3.4) begründend dargelegt wurden. Sie dienen einer optimalen Legitimation der Konzeptentwicklung.

5.4   Visualisierung der modifizierten Heuristik

Die, in Anlehnung an der Interaktionistischen Pflegedidaktik, modifizierte Heuristik stellt das Grundgerüst für die Konzeptentwicklung dar. Die zusammenführenden Klammern charakterisieren den chronologischen Verlauf. Indem auf allen drei Zielebenen die Subjektiven Theorien der verschiedenen Perspektiven beleuchtet werden, können anschließend die fokussierten Teilkompetenzen angebahnt werden. Die folgende Tabelle visualisiert die modifizierte Heuristik (Tab. 5, S. 33).

Tabelle 5: Modifizierte Heuristik der Interaktionistischen Pflegedidaktik von Darmann-Finck (Eigenerstellung Briese, 2017)

Zielebenen Zieldimensionen für die Pflegepraxis	Pflegende	Auszubildende	Patient / (ggf. Angehörige)	Institution / Gesundheitssystem	Pflegerisches Handeln	Subjektive Theorien (Schwarz - Govaers)	Anbahnen beruflicher Handlungskompetenz
Technisches Erkenntnisinteresse **Regelgeleitetes Handeln**	Pflegendenverhalten erklären Instrumentelle Lösungen für Probleme der Pflegenden ableiten	Auszubildendenverhalten erklären Instrumentelle Lösungen für Probleme der Auszubildenden ableiten	Patientenverhalten erklären Instrumentelle Lösungen für die Selbstpflegeaufgaben von Patienten (bzw. Fremdpflegeaufgaben der Angehörigen) ableiten	Instrumentelle Lösungen für die Aufgaben der Institution und des Gesundheitssystems erklären und ableiten	Instrumentelle Lösungen für die Unterstützung des Patienten bei der Selbstpflege erklären und ableiten	Bewusstmachen Verändern Verdichten	Fokus Fachkompetenz
Praktisches Erkenntnisinteresse **Reflexive Könnerschaft**	Eigene biografisch geprägte Interessen, Gefühle, Motive und Werte verstehen und diskutieren	Biografisch geprägte Interessen, Gefühle, Motive und Werte der Auszubildenden verstehen und diskutieren	Biografisch geprägte Interessen, Gefühle, Motive und Werte des Patienten (bzw. der Angehörigen) verstehen und diskutieren	Interessen und Motive der Institution und des Gesundheitssystems verstehen und diskutieren	Fallverstehen Urteilsbildung Kommunikation	Bewusstmachen Verändern Verdichten	Fokus Methodenkompetenz Sozialkompetenz
Emanzipatorisches Erkenntnisinteresse **Verantwortliches Handeln**	Gesellschaftlich geprägte innere Konflikte der Pflegenden aufdecken	Gesellschaftlich geprägte innere Konflikte der Auszubildenden aufdecken	Gesellschaftlich geprägte innere Konflikte der Patienten (bzw. der Angehörigen) aufdecken	Gesellschaftliche und institutionelle Widersprüche aufdecken	Widersprüche in Strukturgesetzlichkeiten des pflegerischen Handelns aufdecken	Bewusstmachen Verändern Verdichten	Fokus Personalkompetenz Sozialkompetenz

6 Konzeptionelle Entwicklung der Praxisanleiterkonferenz

Das folgende Kapitel stellt die Konzeption der Konferenz für Praxisanleiter in der Pflege-berufsausbildung dar. Es leistet einen Beitrag zur Weiterentwicklung qualitativer Koopera-tionsmaßnahmen der berufsbildenden Lernorte. Beginnend mit der Darstellung des Ge-samtprozesses wird chronologisch eine Handlungssystematik deutlich. Bezugnehmend zu der pflegedidaktischen Fundierung nach Darmann-Finck (Kap. 5.2, S. 25-28) werden kon-zeptionelle Entwicklungsschritte charakterisiert. Die Anwendung der modifizierten Heuris-tik der Interaktionistischen Pflegedidaktik bildet einen weiteren Schwerpunkt. Eine exemp-larische Darstellung im Anschluss dient dem Nachspüren des theoretischen Entwick-lungsprozesses. Beispielhaft wird der handlungssystematische Gesamtprozess praktisch umgesetzt, indem (mikro)methodische Gestaltungsoptionen der einzelnen Prozessschritte differenziert betrachtet werden.

6.1 Handlungssystematischer Gesamtprozess

Anlehnend an Darmann-Fincks Ausführungen wird nun der handlungssystematische Ge-samtprozess auf den Kontext der Praxisanleiterkonferenz zugeschnitten. Dieser Vorgang bedingt eine Verschränkung von Darmann-Fincks Erkenntnissen mit der Konstruktion konferenzorientierter Maßnahmen. Demnach ist das Offerieren methodischer Gestal-tungsoptionen notwendig, wenngleich sie in der exemplarischen Darstellung spezifiziert werden. Die Prozessschritte haben einen chronologischen Verlauf. Beginnend mit der empirischen Ermittlung von Problemsituationen in der Anleitungsarbeit, werden diese ana-lysiert und ausgewertet. Daraus wird ein Schlüsselproblem identifiziert, welches einer spezifischen Betrachtung unterzogen wird. Diese geht mit der modifizierten Heuristik ein-her. Im Rahmen der Konferenz nehmen die Praxisanleiter differierende Perspektiven ein. Ihrer Position folgend, präsentieren sie ihre Arbeitsergebnisse, die anschließend im Ple-num beleuchtet werden. Eine Perspektivverschränkung wird ermöglicht. Die Objektivie-rung findet statt, indem die Bildungsinhalte mit wissenschaftlichen Erkenntnissen angerei-chert werden. Die Erarbeitungsergebnisse bahnen mögliche Lösungen an. Die Darstel-lung von Handlungsoptionen der Praxisanleiter bildet die endgültige Lösungsfindung für das Schlüsselproblem. Der Gesamtprozess endet mit ausblickenden Transferoptionen sowie einer reflektierenden Betrachtung. Dieses Vorgehen gewährleistet, dass alle Ele-mente der modifizierten Heuristik vollständig bedient werden. Der handlungssystemati-sche Gesamtprozess wird in der folgenden Abbildung visualisiert (Abb. 3, S. 36). Im An-schluss werden die Prozessschritte in ihrer Individualität beleuchtet. Grundlegend soll an dieser Stelle erwähnt werden, dass der Lehrende die Position des Konferenzleiters res-pektive Moderators einnimmt.

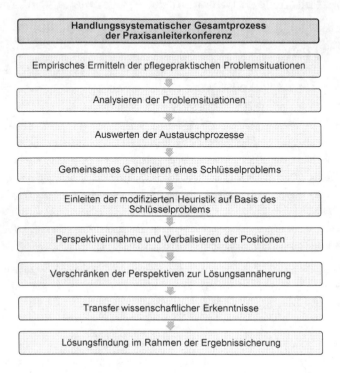

Abbildung 3: Handlungssystematischer Gesamtprozess der Praxisanleiterkonferenz (Eigenerstellung Briese, 2017)

6.1.1 Empirisches Ermitteln der pflegepraktischen Problemsituationen

Der Gesamtprozess beginnt mit dem Praxis-Theorie-Transfer. Während Darmann-Finck ihre Daten mittels Unterrichtsbeobachtung erhob (2010, S. 54-55), werden in diesem Kontext erlebte Situationen im praktischen Berufsfeld von den an der Konferenz beteiligten Praxisanleitern kommuniziert. Das qualitative Untersuchungsfeld stellt demnach das „Handeln und Interagieren der Subjekte im Alltag" dar (Flick, 2016, S. 27). Problemsituationen in der Anleitungsarbeit werden transparent. Praxisbedingungen, in denen die Anleiter agieren, werden aufgedeckt und können so in Ausbildungskonzepte eingebunden werden (Mamerow, 2013, S. 57). Die geschilderten Probleme können zweierlei Muster folgen. Zum einen können sie pflegefachlicher Natur sein, zum anderen anleitungsbezogen. Erstere zeichnen sich durch thematische Nähe zu fachlichen Situationen im pflegeberuflichen Kontext aus. Hierzu zählen, wie Darmann-Finck konstatiert, die immer wiederkehrenden Probleme, wie Scham und Ekel (bspw. bei der Körperpflege), das Nähe-Distanz-Verhältnis (bspw. in psychiatrischen Einsatzbereichen) sowie Überforderungssituationen bezüglich Tod und Sterben (bspw. in onkologischen Praxiseinsätzen) (2010, S. 190; Klammerergänzungen durch Verfasserin). Aus spezifischen beruflichen Settings heraus schildern die Praxisanleiter Situationen, die den Berufsbildenden problematisch erscheinen. Im Gegensatz zu pflegefachlichen Konfliktsituationen können anleitungsbezogene Schwierigkeiten kommuniziert werden. Als kontinuierlich auftretende Probleme sieht Darmann-Finck die knappen (zeitlichen) Ressourcen sowie das „Kooperieren in hierarchischen Strukturen" (2010, S. 190). Eine qualitative Studie von Zimmermann und Lehmann differenziert weitere mögliche Dilemmata in der Anleitungsarbeit (2014, S. 292-298). Sie stellen heraus, dass eine schwierige Beziehungsgestaltung zu den Lernenden Frust hervorruft (2014, S. 296), die Respektlosigkeit gegenüber dem Fachpersonal steigt (2014, S. 296), Desinteresse der Lernenden zunimmt (2014, S. 296), die Zeit für konstruktive Anleitungsprozesse gering ist (2014, S. 294-295, 297) sowie Defizite in den Rahmenbedingungen der Praxisanleitung vorherrschen (2014, S. 297). Summarisch kommen sie zu dem Ergebnis, dass die Hälfte der befragten Praxisanleiter ihre Tätigkeit nicht mehr gern ausüben (Zimmermann & Lehmann, 2014, S. 297), obgleich sie bemüht sind Anleitungen lernwirksam zu gestalten (2014, S. 295). Quernheim und Keller führen an, dass die derzeitige Lernsituation in der Praxis von den Berufsbildenden kritisiert wird. Primär sehen sie die „Arbeits- und Ausbildungsbedingungen bei ausgedünntem Personalbestand der Pflege" als problematisch (2013, S. 294). Als langjährige Praxisanleiterin sind der Verfasserin die erwähnten Problemsituationen nicht unbekannt. Hinzuzufügen ist das Erleben einer veränderten Lernkultur der Auszubildenden. Während sie schnellstmöglich Selbstständigkeit erzielen wollen (Bohrer, 2013, S. 85), vergessen sie die Eigenverantwortung für sich und den Erfolg ihrer Ausbildung zu übernehmen (Baumgarten & Ayerle, 2016, S. 56). Demnach sind die Erwartungen und Anforderungen an die Praxisanleiter gegenwärtig hoch. Im Rahmen des ersten Prozessschrittes wurden mögliche pflegepraktische Problemsituationen aufgezeigt, die von den Konferenzbeteiligten benannt werden könnten. Eine Einschränkung der Nennungen ist in diesem Prozessschritt nicht vorgesehen. Teilnehmerorientierend haben demnach die Anleiter die Möglichkeit, alle Schwierigkeiten zu benennen. Sie werden auf Kommunikationskarten formuliert.

6.1.2 Analysieren der Problemsituationen

Nachdem alle geäußerten Problemsituationen visualisiert sind, kommt es zu einem kommunikativen Austauschprozess. Dieser sollte respektvoll durchgeführt werden. Optional werden den Teilnehmern Aspekte einer wertschätzenden Kommunikation nahegelegt. Dabei ist jedoch zu bedenken, dass die Praxisanleiterkonferenz eine Erwachsenenfortbildung darstellt. Hierarchisierende Methoden sind dem Prozess nicht förderlich. Innerhalb der Konferenzgruppe werden die Beiträge kritisch betrachtet. Gefühle und Gedanken werden kommuniziert. Inhaltlich homogene Konfliktsituationen werden einander zugeordnet. Themen werden gemeinschaftlich klassifiziert (Darmann-Finck, 2010, S. 64). Der Prozess des Clusterns ermöglicht den Teilnehmenden einen Überblick über die herauskristallisierten Themen zu erlangen (Schneider, 2001, S. 30). Per Zuruf einigt sich die Konferenzgruppe auf eine bestimmte Anzahl an Themenkomplexen. Diese kann im Vorfeld nicht festgelegt werden, da die Nennungen im ersten Prozessschritt uneingeschränkt sind. Der Moderator ordnet die passenden Kommunikationskarten den Themenkomplexen zu. Die Praxisanleiter werden teilnehmerorientiert befragt, ob sie mit den generierten Inhalten einverstanden sind (Schneider, 2001, S. 31). Somit sind alle Problemsituationen impliziert und klassifiziert. Indem Oberthemen und zusammenfassende Formulierungen aus den erhobenen Problemsituationen generiert werden, kann ein methodischer Bezugspunkt zu Bohnsacks erster Stufe der „Formulierende[n] Interpretation" der qualitativen Datenanalyse hergestellt werden (Bohnsack, 2014, S. 136-137).

6.1.3 Auswerten der Austauschprozesse

Die Clusterergebnisse stellen sich mittels der formulierten Themenkomplexe dar. Anschließend werden sie in einem differenzierten Austauschprozess ausgewertet. Bohnsack konstatiert in seiner zweiten Stufe der „Formulierende[n] Interpretation", dass die Themenkomplexe an ihrer thematischen Relevanz gemessen und verglichen werden (2014, S. 137). Die Methodik Darmann-Fincks der Datenauswertung findet in diesem Kontext keine Anwendung. Sie transkribierte ihre Aufzeichnungen der Unterrichtsbeobachtung (2010, S. 56) und führte eine Feinanalyse nach einem Verfahren zur Interaktionsanalyse von Unterrichtsgesprächen durch (2010, S. 60). Eine geeignete Methoden die Ergebnisse weiter zu bearbeiten stellt hier die Punktabfrage dar (Schneider 2001, S. 31). Unter der Fragestellung, welche Problemsituation herausragend respektive besonders relevant in der Anleitungsarbeit ist, werden die Teilnehmer aufgefordert, eine Auswahl zu treffen. In seiner Funktion als Moderator setzt der Konferenzleiter Punkte zu den individuell gewählten Themenkomplexen. Innerhalb kürzester Zeit erhält die Gruppe strukturiert eine Aussage zu der vorgegebenen Fragestellung (Schneider, 2001, S. 42). Zielführend ist das Minimieren der Themenkomplexe auf eine möglichst geringe Anzahl, um das gemeinsame Generieren eines Schlüsselproblems anzubahnen. Dementsprechend erscheint die Einpunktabfrage geeigneter als die Mehrpunktabfrage, da die festgelegte Punktzahl eine deutliche Reduktion der Themenkomplexe impliziert. Werden die zumeist knappen zeitlichen Ressourcen für eine Praxisanleiterkonferenz bedacht, ist die Einpunktabfrage mit ihrem angedachten Zeitkontingent von fünf Minuten ideal, schnelle Entscheidungen herbeizuführen (Schneider, 2001, S. 47).

6.1.4 Gemeinsames Generieren eines Schlüsselproblems

Nach der Systematisierung und Auswertung werden die gewählten Themenkomplexe einer spezifischen Betrachtung unterzogen. In Anlehnung an die dritte Stufe der Formulierenden Interpretationsmethodik nach Bohnsack werden die Themenkonstrukte mit einer besonderen Dichte für eine detaillierte Feininterpretation klassifiziert (2014, S. 137). Zu letztere äußert er sich lediglich beispielhaft, weshalb der methodische Bezug zu Bohnsacks qualitativem Auswertungsverfahren an dieser Stelle endet. Aus Sicht der Konferenzbeteiligten werden Strukturen ermittelt, die typische und zentrale Konflikte aufweisen. Ähnlich sieht es Darmann-Finck in ihrem Konzept der pflegeberuflichen Schlüsselprobleme vor (2010, S. 189). Die immanenten Schwierigkeiten ergeben sich in einem kommunikativen Aushandlungsprozess zwischen den Praxisanleitern. Optional kann durch den Moderator in diesem Schritt an eine wertschätzende Kommunikation erinnert werden. Ein gewünschtes professionelles Sprachklima zeichnet sich durch Gesprächskompetenz aus, indem eine differenzierte und individuelle Ausdrucksform von den Teilnehmern gewählt wird, so Wiesner-Mantz et al. in ihrem Beitrag zur Förderung des Sprachklimas in Gesundheits- und Pflegeeinrichtungen (2013, S. 234-235). Eine respektvolle Kommunikationsatmosphäre in der Konferenz ist erforderlich, um eine professionelle Sprachkultur in der Institution aufrecht zu erhalten. Im Ausbildungsprozess überträgt sie sich an die Lernenden und wird im Rahmen der pflegerischen Versorgung angewandt. Unter dem von Wiesner-Mantz et al. herausgestellten Aspekt, dass die Pflege gegenwärtig einem unspezifischen und „eher floskelhaft[en]" Sprachmuster folgt (2013, S. 233), gilt es ein heilungsförderndes Klima in Gesundheits- und Pflegeeinrichtungen anzubahnen. Dies geschieht in der Arbeit mit den Auszubildenden. Von den Berufsbildenden in Theorie und Praxis werden sie ermutigt, sich einer differenzierten und professionellen Ausdrucksform anzunehmen. Folglich muss sie, insbesondere in kommunikativen Austauschprozessen wie der Praxisanleiterkonferenz, gelebt werden. Der Aushandlungsprozess in diesem Schritt mündet in einer Entscheidungsphase, wie es die Konferenz definitionsgemäß vorsieht (Schneider, 2001, S. 3). Die Teilnehmenden sind aufgefordert, ein typisches und zentrales Problem, das sogenannte Schlüsselproblem, zu definieren. An dieser Stelle entscheidet sich, ob eine pflegefachliche oder eine anleitungsorientierte Konfliktsituation einer Weiterbearbeitung unterzogen wird. Der Konferenzleiter verbleibt in seiner Moderatorenposition, indem er das Gruppengespräch neutral organisiert und die Interaktion fördert, ohne dabei Stellung zu nehmen (Bohnsack, 2014, S. 136). Er verschriftlicht das

Schlüsselproblem auf der Metawand der Rohfassung (Abb. 6, S. 54), welche im folgenden Prozessschritt zur Anwendung kommt.

6.1.5 Einleiten der modifizierten Heuristik auf Basis des Schlüsselproblems

Haben die konferenzbeteiligten Praxisanleiter ein Schlüsselproblem aus den Themenkomplexen identifiziert, findet anschließend das pflegedidaktische Herzstück Anwendung. Hierzu ist es eine fundamentale Aufgabe des Moderators, den funktionellen Nutzen und das Ziel der modifizierten Heuristik (Tab. 5, S. 33) den Beteiligten transparent zu machen. Mittels Visualisierung, bspw. auf einer Metawand, wird das Verständnis erleichtert und die „Behaltensleistung" gefördert (Schneider, 2001, S. 12). Verständnisschwierigkeiten werden offen thematisiert, um eine korrekte Anwendung der Heuristik zu gewährleisten. Anschließend stellt er die zu bearbeitende Rohfassung vor, die als ein Ausschnitt der modifizierten Heuristik gedeutet wird (Abb. 6, S. 54). Die Entscheidung, lediglich den Auszug für die Bearbeitung darzustellen, ist dem begrenzten Platz auf der Metawand geschuldet. Im Sinne der Teilnehmerorientierung (Siebert, 2012, S. 118) nehmen die Praxisanleiter aktiv an ihrer Bildungsveranstaltung teil. Die bisherigen Prozessschritte verlangten eine Beteiligung in ihrer Funktion als Praxisanleiter. Im Rahmen der Heuristik verlassen sie ihre Expertenrolle, indem sie differierende Perspektiven einnehmen. Anhängig von der Zahl der Konferenzbeteiligten partizipieren sich ein oder mehrere Praxisanleiter zu den heuristisch vorgegebenen Rollen. Im Kontext der Erwachsenenbildung wird eine freiwillige Rolleneinnahme vorausgesetzt. Geschieht dies nicht, ist der Konferenzleiter beauftragt, die jeweiligen Positionen den Teilnehmern zuzuordnen. Ausgehend von dem identifizierten Schlüsselproblem nehmen sich die Praxisanleiter Aspekte der Heuristik an und beginnen mit der Bearbeitung.

6.1.6 Perspektiveinnahme und Verbalisieren der Positionen

Die Perspektiven *Pflegende, Auszubildende, Patient (ggf. Angehörige), Institution* und *pflegerisches Handeln* werden eingenommen. Auf allen drei Ebenen der Habermas´schen Erkenntnisinteressen sowie der Zieldimensionen des praktischen Lernortes findet eine Betrachtung des Schlüsselproblems in der jeweiligen Rolle statt. In Anlehnung an Darmann-Fincks Ausführungen werden im Folgenden charakteristische Kernelemente der drei Zieldimensionen in Kürze dargestellt.

Das technische Erkenntnisinteresse impliziert die Zieldimension des regelgeleiteten Handelns. Anhand des identifizierten Schlüsselproblems wird das theoretische und empirische Wissen der Teilnehmer ermittelt. Dies ermöglicht das Erklären und Untersuchen relevanter Phänomene in pflegerischen Situationen und erzeugt externe Evidenz pflegerischer Entscheidungen (Darmann-Finck, 2010, S. 175-176). Behrens und Langer sehen in externer Evidenz die wissenschaftlich erwiesene Wirksamkeit von Interventionen und diagnostischen Verfahren (2010, S. 32). Somit sieht die technische Zieldimension wissenschaftsbasierte Erklärungen und deren instrumentelle Lösungen aller Perspektiven vor. Im Rahmen der Konferenz wird dieser Ebene die größte Herausforderung zugesprochen. Obgleich die teilnehmenden Praxisanleiter an einer Theorie-Praxis-Vernetzung interessiert sind, fällt es den Pflegepraktikern dennoch schwer, wissenschaftliche Erkenntnisse in die Praxisarbeit zu transferieren (Schädle-Deininger, 2011, S. 128).

Während die technische Zieldimension auf empirisch-analytische Schwerpunkte abhebt, sind Kernelemente des praktischen Erkenntnisinteresses das situationsspezifische Verstehen sowie die Verständigung der beteiligten Akteure. Das Selbst- und Fremdverstehen impliziert die Sinnhaftigkeit als wissenschaftliches Erkenntnisziel (Darmann-Finck, 2010, S. 178). Es setzt die anerkennende Gestaltung von Beziehungen voraus. Im Kontext der Praxisanleiterkonferenz ist davon auszugehen, dass sich die Teilnehmer dieser Zieldimension am intensivsten nähern. In ihrer Position als Experten in der Anleitungsarbeit sind sie der Beziehungsgestaltung sowie reflexiver Prozesse vertraut.

Die dritte Ebene der Heuristik zielt auf emanzipatorisches Verhalten und somit auf die von der Verfasserin generierte Zieldimension *verantwortliches Handeln* ab. Gesellschaftlich geprägte Strukturgesetzmäßigkeiten werden wahrgenommen und kritisch reflektiert (Darmann-Finck, 2010, S. 182). Obgleich paradox erscheinende Regeln nicht eliminiert werden können, so kann im Rahmen professioneller Handlungen mit ihnen umgegangen werden, wie es Darmann-Finck unter Bezugnahme des Professionalisierungsansatzes nach Oevermann konstatiert (2010, S. 182). In Hinblick auf pflegerische Professionalisierungsprozesse ist die emanzipatorische Zieldimension zukunftsweisend. Vernetztes Denken, reflexive Auseinandersetzung mit beruflichen Situationen sowie die Bereitschaft zu lebenslangem Lernen sind Elemente, die verantwortliches und somit professionelles Handeln begünstigen (Schädle-Deininger, 2011, S. 130). In ihrer Tätigkeit sind insbesondere Praxisanleiter aufgefordert, das Berufsbild Pflege zu einer eigenständigen Fachdisziplin weiterzuentwickeln. Emanzipative Denk- und Sichtweisen sind maßgeblich daran beteiligt.

Spezifische Bearbeitungsoptionen der einzelnen Perspektiven sind in der sich anschließenden Tabelle ersichtlich (Tab. 6, S. 42-43). Dazu werden Ausgangselemente der modifizierten Heuristik mit konkreten Bearbeitungsvorschlägen, angelehnt an Darmann-Finck (2010, S. 174-186), verknüpft. Die Auszubildenden-Perspektive bedarf assoziativer Überlegungen der Verfasserin, da sie im Ursprungsmodell nicht bedacht ist. Um pflegedidaktisch begründete Assoziationen zu gewährleisten, bedient sich die Verfasserin an Darmann-Fincks Ausführungen und modifiziert sie auf die Lernenden. Der Moderator stellt die

Tabelle der Handlungsoptionen in Kürze vor, um die Denkprozesse der Praxisanleiter anzuregen. Damit wird sichergestellt, dass Elemente außerhalb empirischer Überlegungen impliziert werden. Zudem erhalten die Teilnehmer handlungssystematisch einen Überblick über die von ihnen erwartete Leistung. Während der Bearbeitungszeit steht der Moderator den Praxisanleitern kontinuierlich zur Verfügung. Er regt Denkprozesse an, indem er auf bisher unbedachte Bearbeitungskomponenten verweist.

Tabelle 6: Perspektivenspezifische Bearbeitungsoptionen des Schlüsselproblems (Eigenerstellung Briese, 2017, Inhalt angelehnt an Darmann-Finck, 2010, S. 174-186)

Formulierung des Schlüsselproblems					
	Perspektive				
Zielebene *Zieldimension*	Pflegende	Auszubildende	Patient (ggf. Angehörige)	Institution/ Gesundheits-system	pflegerisches Handeln
Technisches Erkenntnisinteresse *Regelgeleitetes Handeln*	Pflegendenverhalten erklären durch Fachkompetenz aus Erkenntnissen der Pflegewissenschaft, Medizin, Psychologie, Rechtswissenschaft, Arbeitssoziologie Berufs- und bezugswissenschaftsbasierte Lösungen für Probleme der Pflegenden ableiten (Darmann-Finck, 2010, S. 177)	Auszubildendenverhalten erklären durch Fachkompetenz aus berufs- und bezugswissenschaftlichen Erkenntnissen des Theorieunterrichtes Berufs- und bezugswissenschaftsbasierte Lösungen für Probleme der Auszubildenden ableiten (assoziativ, angelehnt an Darmann-Finck, 2010, S. 177)	Patientenverhalten erklären durch Fachkompetenzen anhand (Selbst-) / (ggf. Fremd-) Pflegeprobleme (kein professionelles Handlungswissen, sondern „Laienwissen") Berufs- und bezugswissenschaftsbasierte Lösungen für die Selbstpflegeaufgaben von Patienten (bzw. Fremdpflegeaufgaben der Angehörigen) aus Pflegewissenschaft, Medizin oder Psychologie ableiten (Darmann-Finck, 2010, S. 177)	Instrumentelle Lösungen für die Aufgaben der Institution und des Gesundheitssystems erklären und ableiten durch Ermitteln von betriebswirtschaftlichen, arbeitsorganisatorischen und rechtlichen Strukturen (institutionell vorgegebene Regeln, ökonomische Rahmenbedingungen) (Darmann-Finck, 2010, S. 177)	Instrumentelle Lösungen für die Unterstützung des Patienten bei der Selbstpflege erklären und ableiten durch strategische Fachkompetenz Wissensbasierte Beratung, Anleitung, Unterstützung im Sinne des Pflegeprozesses (Darmann-Finck, 2010, S. 177-178)
Praktisches Er-	Biografisch geprägte Interessen, Gefüh-	Biografisch geprägte Interessen, Gefüh-	Biografisch geprägte Interessen, Gefühle,	Interessen und Motive der Institution und	Fallverstehen durch Deutung-, Reflexi-

kenntnisinteresse *Reflexive Könnerschaft*	le, Motive und Werte verstehen und diskutieren durch das Bewusstwerden der Deutungsmuster und selbstreflexiver Prozesse Empirische Bezugnahme zu typischen Deutungsmustern Pflegender (Darmann-Finck, 2010, S. 180)	le, Motive und Werte verstehen und diskutieren durch das Bewusstwerden der Deutungsmuster und fremdreflexiver Prozesse Empirische Bezugnahme zu empirisch ermittelten typischen Deutungsmustern Auszubildender (assoziativ, angelehnt an Darmann-Finck, 2010, S. 180)	Motive und Werte des Patienten (ggf. der Angehörigen) verstehen und diskutieren durch Rekonstruktion der Gefühle und Interessen Patientenorientiertes Fallverstehen durch eigene Krankheitserfahrungen oder Erfahrungsberichten (Darmann-Finck, 2010, S. 180-181)	des Gesundheitssystems verstehen durch Beschreiben normativer Maßstäbe, die das institutionelle Handeln leiten Ggf. Ermitteln unterschiedlicher Interessengruppen innerhalb einer Institution (Darmann-Finck, 2010, S. 181)	ons- und kommunikative Kompetenz Patientenorientierte Pflege und Persönlichkeitsbildung durch wissenschaftsbasiertes Wissen, Sinnverstehen und kritischer Auseinandersetzung mit gesellschaftlichen Zwängen (Darmann-Finck, 2010, S. 181)
Emanzipatorisches Erkenntnisinteresse *Verantwortliches Handeln*	Gesellschaftlich geprägte innere Konflikte der Pflegenden aufdecken durch psychoanalytische Betrachtung (Konflikte ermitteln, die auf gesellschaftliche Zwänge beruhen) (Darmann-Finck, 2010, S. 183)	Gesellschaftlich geprägte innere Konflikte der Auszubildenden aufdecken durch Konfliktermittlung, die durch gesellschaftliche Zwänge hervorgerufen werden (assoziativ, angelehnt an Darmann-Finck, 2010, S. 183)	Gesellschaftlich geprägte innere Konflikte der Patienten (bzw. der Angehörigen) aufdecken durch Konfrontation mit der Schwäche und Schamgefühl Angst vor Verachtung bei Pflegebedürftigkeit empirisch ermitteln (Darmann-Finck, 2010, S. 183-184)	Gesellschaftliche und institutionelle Widersprüche aufdecken durch gesellschaftskritische pflegewissenschaftliche Arbeiten (Ökonomisierung versus Versorgungsqualität) (Darmann-Finck, 2010, S. 184)	Widersprüche in Strukturgesetzlichkeiten des pflegerischen Handelns aufdecken durch Wahl einer angemessenen Handlungsoption (Darmann-Finck, 2010, S. 184-185)

Um einen mehrfachen Gebrauch der Metawand in weiteren Konferenzen zu gewährleisten, ist das Formulieren auf Kommunikationskarten hilfreich, die an- bzw. abgeheftet werden können. Die Praxisanleiter sind aufgefordert, ihre kognitiv erbrachten Leistungen zu verbalisieren sowie in die vorgesehenen Spalten schriftlich zu formulieren, bzw. ihre Kommunikationskarten anzupinnen. Dies ermöglicht eine für alle Teilnehmer zugängliche Betrachtung und bahnt die sich anschließende Perspektivverschränkung an. Sinnstiftend ist die horizontale Präsentation der Ergebnisse. Beginnend mit dem technischen Erkenntnisinteresse stellen alle Beteiligten ihre Überlegungen nacheinander vor. Anschließend wird das praktische Erkenntnisinteresse auf allen Perspektiven beleuchtet. Abschließend

wird das emanzipatorische Erkenntnisinteresse einer perspektivenspezifischen Betrachtung unterzogen. Primär ist auf diese Weise das gedankliche Nachspüren vereinfacht.
Sekundär können kognitive Verschränkungen bereits während der Präsentation eingeleitet werden.

6.1.7 Verschränken der Perspektiven zur Lösungsannäherung

Sind die Ergebnispräsentationen beendet und visualisiert, betrachten alle teilnehmenden
Praxisanleiter die gemeinschaftlich entstandene Heuristik und beginnen die Konversation.
Verständnisfragen werden entgegengenommen. Wertschätzend werden sie an die jeweilige Person respektive Gruppe weitergeleitet, deren Formulierung einer Erläuterung bedarf. Methodisch von der vorangegangenen Präsentation bekannt, findet die Betrachtung
der Perspektiven auf horizontaler Ebene statt. Dieser Vorgang interveniert mehrere Ab-
sichten. Zum einen werden sich die jeweiligen Positionen ihrer subjektiv geprägten Denk-
und Verhaltensmuster bewusst. Indem sie ihre Formulierungen im Gruppenaustausch
vertreten, werden sie mit ihren biografisch entstandenen Theorien (Schwarz-Govaers,
2010, S. 175) konfrontiert. Selbstkritisch tun sich Fragen auf, die das Interesse an neuem
Wissen erhöhen (Schwarz-Govaers, 2010, S. 173). Durch die Präsentation der Perspektiven anderer Positionen werden differierende Sichtweisen deutlich. Ein Lernprozess stellt
sich ein, indem instinktiv mit den eigenen Theorien abgeglichen wird. Neues Wissen wird
mit vorhandenen Strukturen verknüpft und eröffnet somit ein erweitertes Perspektivenschemata (Schwarz-Govaers, 2010, S. 172). Dieser Vorgang basiert auf zahlreiche konstruktivistische Ansätze zum Lernen (Schwarz-Govaers, 2010, S. 172) und impliziert einen Veränderungsprozess eingefahrener Denk- und Verhaltensmuster. Die Subjektiven
Theorien werden mit dem Wissen der anderen Perspektiven angereichert, sodass neue
Konstrukte entstehen. Diesen Umdenkprozess gilt es abzusichern, indem das modifizierte
Wissen verdichtet wird. Dies stellt wohl die größte Herausforderung dar. Schwarz-
Govaers konstatiert das Anbahnen vielfältiger Wiederholungen, um das neue Wissen als
Subjektive Theorie handlungssteuernd werden zu lassen (2010, S. 173). Denkbar wäre in
dieser Phase eine Theorie-Praxis-Verzahnung. Indem die Konferenzbeteiligten erlebte
Praxiserfahrungen implizieren, werden, zumindest auf kognitiver Ebene, Wiederholungen
angestrebt. Den Ausführungen folgend, wird dieser Prozess auf allen drei Zielebenen angewandt. Das Verdichten des neuen Wissens, mittels Schildern von Praxiserfahrungen,
geht an dieser Stelle nur in minimalistischem Ausmaß vonstatten. Vorwiegend vollzieht
sich die dritte Stufe des Lernprozesses, das Verdichten der Subjektiven Theorien, in dem
letzten Prozessschritt (Kap. 6.1.9, S. 47-48). Indem dieser Transferoptionen darstellt, wird
das Verdichten des neuen Wissens angebahnt. Resultierend aus dem kommunikativen
Austausch werden, bezogen auf das Schlüsselproblem, irrelevante Aspekte eliminiert

(Darmann-Finck, 2010, S. 194-195). Dies bedingt das Einverständnis der jeweiligen Position. Methodisch werden sie auf der Metawand von dem Moderator gestrichen oder die Kommunikationskarten entfernt. Die Reduktion der Formulierungen dient der zielführenden Lösungsfindung. Dazu werden die verbliebenen, handlungsleitenden Schwerpunkte aller Positionen zusammenfassend beleuchtet.

Es schließt sich eine arbeitsintensive Weiterbearbeitung ausschließlich durch den Moderator an, weshalb planerisch der nächste Prozessschritt in einer Folgekonferenz zu terminieren ist. Bezugnehmend auf die handlungsleitenden Schwerpunkte werden Ziele formuliert und anschließend Lerninseln gebildet. In Anlehnung an Dubs (1995) definiert Darmann-Finck die Lerninseln als bildungsermöglichende Lehr-Lernsituationen (Muths, 2013, S. 153). Sie repräsentieren den Kern des Schlüsselproblems (Darmann-Finck, 2010, S. 192). Die Zielformulierungen implizieren die handlungsleitenden Schwerpunkte aus dem Gruppenprozess. Demnach wird sichergestellt, dass alle Perspektiven bedacht sind. Aus den Inhalten der Ziele entwickelt der Konferenzleiter zusammenfassende Kernpunkte, die sogenannten Lerninseln. Sind die Lerninseln formuliert, erfolgt eine weitere inhaltliche Schwerpunktsetzung. Sie ermöglicht das Aufspüren von weiterführenden Intentionen. Demnach werden den Lerninseln Sinneinheiten zugesprochen, indem Lernsequenzen eruiert werden (Darmann-Finck, 2010, S. 196). Sie entstehen durch die Objektivierung der Lerninsel-Inhalte. Dies bedarf einer Implementierung von empirischen und theoretischen Studien. Eine inhaltsspezifische Recherche schließt sich an. Dazu werden pflege- und bezugswissenschaftliche Publikationen herangezogen. Anlehnend an das problembasierte Lernen (Weber, 2004) werden die objektivierenden Informationen mit den generierten Schwerpunkten verknüpft. Die entwickelten Lernsequenzen stellen die zielorientierte, zusammenfassende Erkenntnislage dar. Weiterführend wird durch sie eine Konkretisierung der Ziele angestrebt (Darmann-Finck, 2010, S. 196). Orientierend an den Zielen der Lerninseln werden Formulierungen differenziert, die den Lernsequenzen entsprechen. Daraus lassen sich spezifische Inhalte der Lernsequenzen abbilden. Die Bildungsinhalte ermöglichen einen Rückschluss zu den Lerninseln. Diese werden in der Formulierung der angestrebten beruflichen Handlungskompetenz impliziert, welche in der modifizierten Heuristik fokussierend angebahnt wurde (Tab. 5, S. 33). Demnach ist der Prozesskreislauf auf planerischer Ebene vollzogen.

6.1.8 Transfer wissenschaftlicher Erkenntnisse

Die Implementierung von Studienergebnissen in der Pflegepraxis dient dem bereits in der Ausbildung geforderten evidenzbasierten Handeln (§ 3 KrPflG). Kontinuierliche Neuerungen bestimmen den Alltag der Pflegenden. Dabei müssen sie in der Lage sein, das neue Wissen im Zuge der evidenzbasierten Interventionen zu bewerten (Roes, 2014, S. 201).

Demnach ist die Etablierung wissenschaftlicher Arbeiten und Erfahrungsberichten in der Praxisanleiterkonferenz durchaus legitim und dient der erkenntnistheoretischen Objektivierung der Lernsequenzinhalte. Die aus der Recherche resultierenden Erkenntnisse werden Konferenzbeteiligten zur Verfügung gestellt. Dies geschieht mittels der Bearbeitung der Lernsequenzen. Indem der Moderator Bildungsinhalte implementiert und zur aktiven Mitarbeit der Praxisanleiter auffordert (deuten, nachvollziehen, analysieren), stellt sich ein Wissenszuwachs ein. Im Plenumgespräch vergleichen und ergänzen sie ihr bisheriges Wissen, stellen Neuerungen fest und implementieren sie in ihre Denkmuster. Bezugnehmend zu Schwarz-Govaers Subjektiver Theorien bahnt die wissenschaftliche Fundierung das Verdichten der Denkmuster an (2010, S. 179-180). Veränderte Theorien werden angereichert oder aber einer Neuerung unterzogen und mittels evidenzbasierter Erkenntnisse verdichtet. Didaktisch-methodisch entfernt sich die Verfasserin an dieser Stelle von den Ausführungen der Interaktionistischen Pflegedidaktik. Während Darmann-Finck die Bearbeitung der Lernsequenzen mittels Kleingruppenarbeit sowie Fishbowl-Diskussionen differenziert (2010, S. 197), erachtet die Verfasserin moderatorengeleitete Plenumgespräche in der Konferenz für angemessen. Begründend führt sie an, dass eine methodische Ausdifferenzierung zu zeitintensiv für eine Praxisanleiterkonferenz ist. Weiterführend konstatiert sie, dass der bisherige Prozess von kommunikativem Austausch geprägt war. Ein stilistischer Bruch würde angebahnt, würden sich die Praxisanleiter, für bspw. Kleingruppenarbeiten, trennen. Zudem verfolgen alle dieselben Ziele und Bildungsinhalte, die in vorangegangenen Prozessschritten überwiegend gemeinsam generiert wurden.

Die Bearbeitung der Lernsequenzen gestaltet sich wie folgt:

Beginnend mit der ersten Lernsequenz, werden vom Moderator generierte Bildungsinhalte nachvollzogen, im Plenum erörtert und gestaltet. Es bahnt sich Fachkompetenz an, indem Hintergrundwissen erlangt wird, welches dem regelgeleiteten Handeln dient. Anschließend bearbeiten die Konferenzteilnehmer die zweite Lernsequenz. Indem auch hier das subjektive Vorwissen mit objektiven Erkenntnissen angereichert wird, sind sie in der Lage reflektiert Bildungsinhalte zu gestalten. Dies bahnt die Steigerung der Methodenkompetenz an. Der Bildungsaustausch im Plenum dient der Förderung ihrer Sozialkompetenz. Die dritte Lernsequenz entspringt dem emanzipatorischen Erkenntnisinteresse. Indem sie gesellschaftliche Widersprüche betrachten und Veränderungsmechanismen erörtern, steigern die Praxisanleiter ihre Personalkompetenz. Die gemeinsame Gestaltung von Lernprozessen ist der Sozialkompetenz dienlich.

Der Moderator hat in der Bearbeitungsphase die hoheitliche Aufgabe und Pflicht, die Teilnehmer zielführend zu begleiten, Interventionen anzuregen, recherchiertes Wissen zu konkretisieren und kognitiven Irrwegen entgegenzusteuern (Darmann-Finck, 2010, S. 202). Während Weber in ihrem problembasierten Lernen dem Leser eine Ergebnissicherung schuldig bleibt, findet sie in diesem Kontext statt. Indem die erarbeiteten Wissensbestände der drei Lernsequenzen zusammengeführt und auf ähnliche Situationen übertragen werden (Darmann-Finck, 2010, S. 196), wird eine einheitliche Lösungsfindung eingeleitet.

6.1.9 Lösungsfindung im Rahmen der Ergebnissicherung

Die Lösung ergibt sich aus dem Zusammenführen der Resultate der drei Lernsequenzen. Als Ergebnissicherung definiert, werden inhaltliche Erkenntnisse auf einen gemeinsamen Konsens übertragen. Demnach entwickeln die Konferenzbeteiligten Handlungsoptionen sowie deren Auswirkungen auf die Lernenden für das in der Praxis vorherrschende Schlüsselproblem. Sie sind nun in der Lage, ihr Handeln auszurichten und somit der Problemsituation zu begegnen. Ihre Subjektiven Theorien wurden modifiziert und mit wissenschaftlichen Erkenntnissen angereichert. Resultierend daraus können sie ihre evidenzbasierte Anleitungsarbeit begründen. Die Kür der Ergebnissicherung besteht darin, eine Transferphase vorzunehmen, indem die Lösung auf andere Situationen übertragen wird (Darmann-Finck, 2010, S. 196; Schneider, 2012, S. 3). Im Rahmen der Konferenz wären dazu empirische Bezugspunkte zu ähnlichen Berufssituationen denkbar. Schneider konstatiert, dass die Erprobung in der Praxis eine mögliche Transferoption darstellt (2012, S. 3). Es ist selbsterklärend, dass die gemeinsame Erarbeitung der Konferenz in die Berufspraxis übertragen werden muss. Dann erst wird der Nutzen der Konzeption deutlich. Indem, bspw. in einer terminierten Folgekonferenz, die praktische Umsetzung von den Berufsbildenden reflektiert wird, werden Perspektiven sowie Grenzen der Konzeptentwicklung sichtbar. Weiterführend wird gemeinschaftlich darauf reagiert, indem Konsequenzen sowie mögliche Lösungen evaluiert werden. Bezugnehmend auf zukünftige Konferenzen bieten intermittierende Wiederholungen des Gesamtprozesses mit differierenden Schlüsselproblemen eine Verdichtung möglicher Problemsituationen. Etabliert sich der Prozess im Rahmen der Konferenzen, können langfristig zahlreiche Übertragungen auf pflegefachlicher sowie auf anleitungsbezogener Ebene vorgenommen werden. Angebahnt im siebten Prozessschritt (Kap. 6.1.7, S. 44-45), findet hier das Verdichten der Subjektiven Theorien statt. Indem Transferoptionen dargestellt wurden, kann das neue Wissen zukünftige Handlungen steuern (Schwarz-Govaers, 2010, S. 173).

Die inhaltliche Ergebnissicherung stellt nur einen Teil der Lösungsphase dar. Die abschließende Reflexion des Lernprozesses ist ebenso ein essentieller Bestandteil. Hier stellen sich die Praxisanleiter die Frage, ob die Bearbeitung zufriedenstellend verlief und ob Fragen unbeantwortet geblieben sind (Darmann-Finck, 2010, S. 197). Zudem, so

Schneider, werden in der Bearbeitung entstandene Probleme thematisiert (2012, S. 3). Die prozessorientierte Reflexion dient der Förderung der Sozialkompetenz, insbesondere der Team- und Kooperationsfähigkeit (Schneider & Kuckeland, 2012, S. 13). Letztere ist von besonderer Bedeutung. Die Förderung ihrer Kooperationskompetenz wirkt sich auf gruppendynamische Prozesse in der Konferenz aus.

In seiner Moderatorenposition trägt der Konferenzleiter die Gesamtverantwortung für die generierten Lösungen (Schneider, 2012, S. 3). In diesem Prozessschritt verlässt er seine Funktion als Moderator und nimmt die des Bewerters ein. Indem er die Lösungen beurteilt und Rückmeldung über den Lernprozess offeriert (Schneider, 2012, S. 3), verleiht er der Konferenz einen Abschluss. Die Praxisanleiter erhalten somit die Gewissheit einen sinnstiftenden Prozess abschließend durchlaufen zu haben. Mit der Phase der Ergebnissicherung endet der handlungssystematische Gesamtprozess.

6.2   Exemplarische Darstellung des Gesamtprozesses

Das vorangegangene Kapitel stellt die Konzeption auf theoretischer Ebene dar. Obgleich es methodische Gestaltungsmöglichkeiten zu Teilen anbahnt, soll dieses Kapitel die praktische Umsetzung mikrodidaktisch abbilden. Demnach wird das anwendungsbezogene Nachspüren des Gesamtprozesses, im Rahmen der Praxisanleiterkonferenz, angestrebt. Die exemplarische Darstellung impliziert eine anleitungsbezogene Problemsituation. Indem das primäre Tätigkeitsprofil eines Praxisanleiters, nämlich die Anleitungsarbeit mit den Auszubildenden, fokussierend beleuchtet wird, sieht die Verfasserin einen Mehrwert gegenüber einem pflegefachlichen Konflikt. Die zeitliche Planung unterliegt einer flexiblen Gestaltung, da sie von verschiedenen Determinanten abhängig ist (bspw. Anzahl der Teilnehmer, Anzahl der Problembenennungen, Diskussionsverläufe in Entscheidungsprozessen). Demnach sind die zeitlichen Planungskomponenten als beispielhafte Richtwerte anzusehen. Die exemplarische Darstellung klassifiziert sich in eine zweistündige Konferenz, eine Weiterbearbeitungsphase durch den Konferenzleiter (Zeitangabe nicht möglich, da abhängig von u. a. didaktischer Kompetenz) und eine sich anschließende zwei- bis zweieinhalbstündige Konferenz. Die beispielhafte Konstruktion erhebt nicht den Anspruch auf absolute Vollständigkeit. Vielmehr dient sie einer möglichen Darstellung des Prozessverlaufes der Praxisanleiterkonferenz. Die schematische Handlungsstruktur soll einen einleitenden Überblick der sich anschließenden Ausführungen geben (Abb. 4, S. 49). Dem Lesefluss dienend, findet keine explizite Nummerierung der Prozessschritte statt.

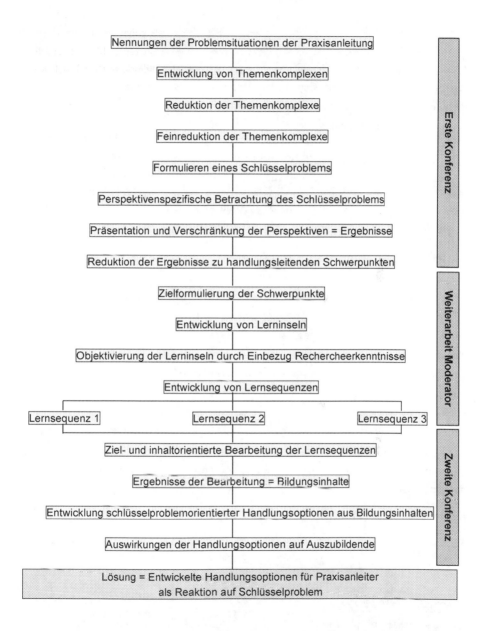

Abbildung 4: Handlungsstruktur des exemplarischen Gesamtprozesses (Eigenerstellung Briese, 2017)

Organisatorische Vorarbeit

Der Lehrende der Gesundheits- und Krankenpflegeschule bedient die Position des Konferenzleiters. Im Zuge dessen leistet er organisatorische Vorarbeit, indem er die im berufspraktischen Handlungsfeld tätigen Praxisanleiter über sein Vorhaben informiert. Sie erhalten im Vorfeld des nächsten Konferenztermins eine Einführung über den geplanten Ablauf. Zudem werden sie beauftragt, sich Gedanken zu etwaigen Problemsituationen in der Anleitungsarbeit zu machen.

Erste Konferenz (ca. 2 Stunden)

Beginnend mit einer informierenden Einleitung durch den Konferenzleiter wird der handlungssystematische Gesamtprozess, bspw. auf einer Metawand, dargestellt (Abb. 3, S. 36). Das Ziel der Durchführung wird transparent gemacht.

Die Praxisanleiter werden gebeten erlebte, schwierige Anleitungssituationen zu kommunizieren. Dabei ist es irrelevant, ob die Probleme einen pflegefachlichen oder einen anleitungsbezogenen Bezug aufweisen. Alle genannten Konfliktsituationen werden von dem Konferenzleiter auf farbeinheitliche Kommunikationskarten formuliert und gut sichtbar an einer Stell- oder Raumwand fixiert. Auf diesem Wege gelten die pflegepraktischen Problemsituationen als empirisch ermittelt. Im Rahmen ihrer langjährigen Praxisanleitertätigkeit sind der Verfasserin potenzielle Konfliktsituationen bekannt. Bezugnehmend darauf und auf die Darstellung gegenwärtiger Kernprobleme (Kap. 6.1.1, S. 36-37) wird assoziativ eine Auswahl abgebildet. Anschließend werden die potenziellen Problemsituationen wissenschaftlich fundiert und kenntlich gemacht. Im Rahmen der realen Konferenz sind die fachwissenschaftlichen Belege auf der Metawand selbstverständlich nicht impliziert, da es sich um die empirischen Nennungen der Beteiligten handelt. Folgende Problemsituationen sind gegeben:

Tabelle 7: Potenzielle Problemsituationen der Praxisanleiter (Eigenerstellung Briese, 2017)

Assoziierte Problemsituationen	Belege aus Fachpublikationen
wenig eigeninitiierte Kommunikation zu Patienten	Zech, Seemann & Hansen, 2013, S. 212
kontinuierliches Hinweisen auf Kommunikationsverhalten, und somit auf Sozialkompetenz	Mamerow, 2013, S. 11
fehlende Beziehungsgestaltung zum Patienten	Wiesner-Mantz, Müller-Dannecker & Kunert, 2013, S. 233

wenig Interesse Gesprächskompetenz im Patientenkontakt auszubauen	assoziativ, angelehnt an Weggel, 2013, S. 231
Zeitmangel lässt keine Anleitung zu	Bohrer, 2009, S. 21
wenig Verständnis von Kollegen für Anleitungsarbeit	Bohrer, 2009, S. 18
Schüler lernen nebenbei	Bohrer, 2013, S. 85
wenig Dienste gemeinsam	Quernheim & Keller, 2013, S. 294
Schüler sehen Praxisanleiter als freundschaftlichen Partner an	Bohrer, 2009, S. 21
Schüler verhalten sich undankbar, trotz guter Anleitungsdurchführungen	Bohrer, 2009, S. 21; Oelke, 2015a, S. 249

Mittels Betrachtung der Kommunikationskarten findet ein kommunikativer Austausch statt. Die empirischen Problemsituationen werden analysiert. Der Wunsch nach einem respektvollen Austausch wird optional durch ein Flipchart bekräftigt. Die folgende Abbildung stellt eine Visualisierungsmöglichkeit der Kommunikationselemente in Auslegung von Wilhelm (2013, S. 282) dar.

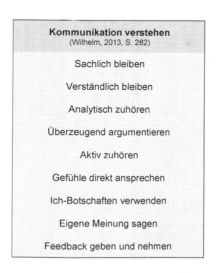

Abbildung 5: Flipchart Kommunikationselemente (Eigenerstellung Briese, 2017, Inhalt aus Wilhelm, 2013, S. 282)

Eine gemeinschaftliche Klassifizierung der Aspekte wird vorgenommen. Dabei werden Themen geclustert und die thematisch ähnlichen Kommunikationskarten von dem Konferenzleiter zugeordnet. Dem ersten und zweiten Themenkomplex wurden vier Nennungen assoziiert, während dem dritten themenspezifischen Konstrukt zwei Nennungen generiert wurden. Die eruierten Themenkomplexe fundieren auf die jeweiligen Rechercheerkenntnisse, weshalb sie keiner Zitation unterliegen. Die folgende Tabelle verdeutlicht den Prozessschritt anhand drei assoziierter Themenkomplexe mit den dazugehörigen Kommunikationskarten aus den assoziierten Nennungen.

Tabelle 8: Strukturierung möglicher Themenkomplexe (Eigenerstellung Briese, 2017)

Themenkomplex 1	Themenkomplex 2	Themenkomplex 3
Belastung, scheinbar zunehmendes Desinteresse der Schüler an patientenorientierter Kommunikation zu beeinflussen	keine Zeit für konstruktive Anleitung wirkt belastend	erschwerte Beziehungsgestaltung durch Respektverlust
wenig eigeninitiierte Kommunikation zu Patienten (Zech, Seemann & Hansen, 2013, S. 212) kontinuierliches Hinweisen auf Kommunikationsverhalten, und somit auf Sozialkompetenz (Mamerow, 2013, S. 11) fehlende Beziehungsgestaltung zum Patienten (Wiesner-Mantz, Müller-Dannecker & Kunert, 2013, S. 233) wenig Interesse Gesprächskompetenz im Patientenkontakt auszubauen (assoziativ, angelehnt an Weggel, 2013, S. 231)	Zeitmangel lässt keine Anleitung zu (Bohrer, 2009, S. 21) wenig Verständnis von Kollegen für Anleitungsarbeit (Bohrer, 2009, S. 18) Schüler lernen nebenbei (Bohrer, 2013, S. 85) wenig Dienste gemeinsam (Quernheim & Keller, 2013, S. 294)	Schüler sehen Praxisanleiter als freundschaftlichen Partner an (Bohrer, 2009, S. 21) Schüler verhalten sich undankbar, trotz guter Anleitungsdurchführung (Bohrer, 2009, S. 21; Oelke, 2015a, S. 249)

In Anlehnung an den Prozessschritt „Auswerten der Austauschprozesse" beabsichtigt ein kommunikativer Austauschprozess das Identifizieren besonders relevanter Themenkomplexe. Die Teilnehmer werden gebeten, jeweils einen Punkt zu dem Themenkomplex zu zeichnen, den sie differenziert betrachten wollen (Methode Einpunktabfrage). Die Anzahl der Themenkomplexe wird reduziert. Exemplarisch werden aus den drei Themenkomplexen zwei gewählt:

„Belastung, scheinbar zunehmendes Desinteresse der Schüler an patientenorientierter Kommunikation zu beeinflussen" (erster Themenkomplex)

„Erschwerte Beziehungsgestaltung durch Respektverlust" (dritter Themenkomplex)

Eine kurze Begründung der subjektiv geprägten Wahl gibt Aufschluss. Im Zuge ihrer Praxisanleitertätigkeit stellt die Verfasserin ein zunehmendes Desinteresse der Auszubildenden fest, in den patientenorientierten Kontakt zu treten. Statt ein beziehungsförderndes Gespräch zu gestalten, bevorzugt es eine Vielzahl an Lernenden dokumentarische Tätigkeiten im Dienstzimmer durchzuführen. Die Auszubildenden intermittierend an die Beziehungsgestaltung mittels Kommunikation zu erinnern, stellt eine immense Belastung für den Praxisanleiter dar. In Hinblick auf die Zunahme chronisch kranker Menschen ist die Kommunikationsfähigkeit der Pflegenden maßgeblich am Genesungsprozess beteiligt. Insbesondere dementiell erkrankte Patienten sind auf die Fähigkeit einer feinfühligen Kommunikation angewiesen (Weggel, 2013, S. 228). Die Wahl der zweiten Problemsituation basiert ebenfalls auf Erfahrungswissen der Verfasserin. Trotz vielerorts unbefriedigender Rahmenbedingungen ist ihr die Möglichkeit zu strukturierten Anleitungen gegeben. Diese nutzt sie, indem sie engagiert ihre Tätigkeit ausführt. Ein Wort des Dankes seitens der Auszubildenden vernimmt sie jedoch selten. Weiterführend nimmt sie Bezug zu Oelke, die sich mit schwierigem Schülerverhalten auseinandersetzte (2015a, S. 247-254).

Die gewählten Themenkomplexe eins und drei werden anschließend auf typisch und zentral auftretende Strukturen in der Anleitungstätigkeit geprüft. Dies soll dazu führen, dass eine herausragende Problemsituation ersichtlich wird. Optional erinnert der Moderator an das Flipchart der respektvollen Kommunikation (Abb. 5, S. 51). Ein Aushandlungsprozess zwischen den Praxisanleitern erfolgt, welcher in der Entscheidung für ein Schlüsselproblem mündet. Wie eingangs angedeutet, sieht die exemplarische Darstellung ein anleitungsbezogenes Problem vor. Somit wird der Themenkomplex eins gewählt. Die hohe Belastung der Praxisanleiter, kontinuierlich das zunehmende Desinteresse an einer patientenorientierten Kommunikation zu kompensieren, hat Relevanzcharakter in allen praktischen Bereichen. Die bestehende Formulierung, die intermittierende Beeinflussung zu einer patientenorientierten Kommunikation als hohe Belastung anzusehen, wird in diesem Schreibduktus nicht übernommen. Zum einen gilt es die Kernproblematik zu fokussieren, die das zunehmende Desinteresse der Lernenden an einer patientenorientierten Kommunikationskompetenz darstellt. Zum anderen verlassen die Praxisanleiter in der weiteren Erarbeitung ihre realen Rollen. Die Formulierung des Schlüsselproblems aus Sicht des Berufsbildenden würde demnach irreführend sein. Die Teilnehmer werden gebeten, gemeinschaftlich das Schlüsselproblem zu formulieren. In der vorliegenden Arbeit übernimmt dies die Verfasserin. Ein Zusatz durch das Wort „scheinbare" findet statt. Der Beweggrund für die Handlungsweisen der Auszubildenden kann lediglich erahnt werden. Demnach kann nicht grundlegend davon ausgegangen werden, dass mangelndes Interesse die Veranlassung für deren Verhalten darstellt. Das generierte Schlüsselproblem der exemplarischen Konzeption, welches der Konferenzleiter auf die Metawand der Rohfassung (Abb. 6, S. 54) fixiert, lautet wie folgt:

„Das scheinbare Desinteresse der Auszubildenden an einer patientenorientierten Kommunikation ist zunehmend."

Der Moderator leitet nun die modifizierte Heuristik ein. Sie ist dem Kapitel 5.4 (Tab. 5, S. 33) zu entnehmen. Anschließend stellt er einen Ausschnitt der Heuristik vor, der die zu bearbeitende Rohfassung abbildet. Sie dient als Gestaltungshilfe im Rahmen realer Durchführungen und wird auf einer Metawand dargestellt.

Formulierung des Schlüsselproblems					
	Perspektive				
Zielebene *Zieldimension*	Pflegende	Auszubilden-de	Patient (ggf. Angehörige)	Institution/ Gesundheits-system	pflegerisches Handeln
Technisches Erkenntnisinteresse *Regelgeleitetes Handeln*					
Praktisches Erkenntnisinteresse *Reflexive Könnerschaft*					
Emanzipatorisches Erkenntnisinteresse *Verantwortliches Handeln*					

Abbildung 6: Metawand der Heuristik in Rohfassung (Eigenerstellung Briese, 2017)

Die Praxisanleiter werden gebeten, sich einer Position zuzuordnen. Abhängig von der Teilnehmerzahl werden die Perspektiven von ein oder zwei Personen besetzt.

Nachdem die Positionen zugeordnet sind, werden die Perspektiven eingenommen. Die Praxisanleiter erhalten den Auftrag, die Heuristik vertikal auf allen drei Zieldimensionen zu bearbeiten. Dazu stellt der Moderator die Tabelle der Bearbeitungsoptionen (Tab. 6, S. 42-43), bspw. auf einer Powerpoint-Folie, in Kürze vor. Um Überforderung bei den Teilnehmern zu vermeiden, werden Verständnisfragen entgegengenommen. Die Konferenzbeteiligten beginnen mit der perspektivischen Betrachtung des Schlüsselproblems. Sie formulieren ihre Erkenntnisse auf Kommunikationskarten und heften sie in die dafür vorgesehene Spalte. Die angedachte Bearbeitungszeit beträgt 20 bis 30 Minuten, wobei eine Reduktion oder Verlängerung situationsabhängig entschieden wird.

In der vorliegenden Darstellung nimmt die Verfasserin alle Perspektiven aufeinanderfolgend ein und assoziiert mögliche Nennungen. Die folgende Tabelle stellt ein mögliches Ergebnis der Bearbeitung dar.

Tabelle 9: Assoziiertes Ergebnis der perspektivenspezifischen Bearbeitung (Eigenerstellung Briese, 2017)

„Das scheinbare Desinteresse der Auszubildenden an einer patientenorientierten Kommunikation ist zunehmend."					
	Perspektive				
Zielebene *Zieldimension*	Pflegende	Auszubildende	Patient (ggf. Angehörige)	Institution/ Gesundheitssystem	pflegerisches Handeln
Technisches Erkenntnisinteresse *Regelgeleitetes Handeln*	wissen, dass die Pflege ein Kommunikationsberuf ist haben keinen Bezug zu evidenzbasiertem Wissen zum Thema Kommunikation nehmen an, dass Kommunikation den Genesungsprozess fördert (psychischer	fokussieren ihr Lernen stärker auf Fach- statt auf Sozialkompetenz haben keine Ausbildungsaufgabe, die Kommunikation direkt thematisiert halten sich an Pflegerichtlinien, die bspw. Beratungsfunktion	hungrig nach guten Gesprächen sehen in Gesprächen eine Erleichterung der Ausnahmesituation (psychischer Einflussfaktor) wollen beraten werden Lösung: fordern sich edukative Ge-	Institution gewährleistet Zugang zu Fachliteratur Institution bietet Fortbildungsveranstaltung zu Thematik an Institution sichert Pflegequalität, indem patientenorientierte Kommunikation in Pflegestan-	Planung und Durchführung edukativer Maßnahmen in der pflegerischen Praxis (unter Bezugnahme von evidenzbasierten Beratungsstrategien) aktive Durchführung patientenorientierter Kommunikation für För-

	Einflussfaktor) Lösung: äußern Fortbildungswunsch zu kommunikativem Verhalten lesen Fachliteratur zum Thema demonstrieren Kommunikation, indem sie Beratungsfunktion stärker wahrnehmen	vielerorts nicht thematisieren Lösung: theoretischer Lernort fokussiert die Kommunikation, als soziale Kompetenz, stärker lernen Kommunikationsmuster als psychische Einflussfaktoren kennen nehmen den Beruf als Kommunikationsberuf wahr (durch Teilnahme an Beratungsgesprächen)	spräche ein lernen die psychische Wirkung von guten Gesprächen kennen, indem sie Wohlbefinden verspüren	dards etabliert wird	derung des Genesungsprozesses
Praktisches Erkenntnisinteresse *Reflexive Könnerschaft*	sind, durch eigene Kommunikationsdemotivation, ein „schlechtes" Vorbild führen keine Selbstreflexion durch mögliche Gefühle, wie Unsicherheit, Frustration, Überforderung, beeinflussen Kommunikationsverhalten Lösung: erhalten Fortbildungsangebot zu reflexive Strategien nehmen Vorbildfunktion wahr und ein (Bezugpflegesystem) reflektieren sich und ihre Arbeit	lernen an Vorbildern-auch an „schlechten" (nicht nur Pflege, auch Medizin) reflektieren ihr Kommunikationsverhalten nicht mögliche Gefühle, wie Unsicherheit, Frustration, Überforderung, beeinflussen Kommunikationsverhalten Lösung: analysieren Elemente des Bezugspflegesystems üben in praktischen Einsätzen den Beziehungsaufbau und reflektieren ihn danach mit Anleiter	empfinden Schamgefühl, Angst, Frustration, Insuffizienzgefühl fühlen sich nicht ausreichend wahrgenommen Lösung: äußern Gefühle wie Angst und Hilflosigkeit direktiv werden nach dem Bezugspflegesystem versorgt (Biografiearbeit zur Ermittlung von Vorlieben, Interessen)	Institution macht den Mitarbeitern Hintergründe der Betriebskultur transparent Institution reflektiert ihre Betriebsphilosophie Gesundheitssystem evaluiert bisherige Entwicklungen (insb. Zeitmangel durch Personalverknappung)	Elemente des primary nursing im Umgang mit Patienten nutzen (Biografiearbeit) Reflektieren der Kommunikationskompetenz im interprofessionellen Team Persönlichkeitsbildung durch wissensbasierte Kommunikationsstrategien, Sinnverstehen und kritischer Auseinandersetzung mit gesellschaftlichen Zwängen

Emanzipatorisches Erkenntnisinteresse *Verantwortliches Handeln*	erkennen defizitäre gesundheitspolitische Rahmenbedingungen (sehen keine ausgiebigen Gespräche vor) befinden sich im Spannungsfeld zwischen ökonomisierender Betriebskultur und gesellschaftlichen Zwängen (bspw. Angehörigenberatung) streben die Professionalisierung des Pflegeberufes an	wollen es der ökonomisierenden Betriebskultur recht machen (halten sich deshalb nicht zu lang beim Patienten auf) nehmen auf Grund von Patientenverhalten Abstand (sehen „nur" den Lehrling) befinden sich im Spannungsfeld zwischen theoretisch Gelehrtem und Realität	sind auf gesellschaftlich geprägte Vergangenheit konditioniert („früher hatte die Pflegende Zeit für Gespräche") haben Anspruch eine qualitative Versorgung, die Gespräche gleichermaßen impliziert haben Angst vor gesellschaftlicher Verachtung bei Pflegebedürftigkeit	zielen auf ökonomisches Pflegehandeln (Zeit für Gespräche nicht eingeplant) Institution im Spannungsfeld zwischen „Überleben" im Gesundheitssystem und Qualitätsanspruch einer guten Patientenversorgung Gesundheitssystem entwickelt sich zu Deprofessionalisierung der Pflege	Widersprüche in Strukturgesetzlichkeiten pflegerischer Kommunikation aufdecken angemessene, individuelle Kommunikationsmuster professionell anwenden

Während die Bearbeitung vertikal verläuft, findet die sich anschließende Präsentation horizontal statt. Im Rahmen des sechsten Prozessschrittes werden die Positionen verbalisiert. Beginnend mit der technischen Zielebene stellen die Praxisanleiter nacheinander ihre generierten Aspekte vor. Ohne eine Bewertung vorzunehmen, werden anschließend die praktische sowie die emanzipatorische Zielebene aus Sicht aller Positionen beleuchtet. Die Teilnehmer spüren die Nennungen gedanklich nach und nehmen kognitiv bereits erste Perspektivverschränkungen vor.

In Anlehnung an den Prozessschritt „Verschränken der Perspektiven zur Lösungsannäherung" formulieren die Praxisanleiter Verständnisfragen zu unklaren Nennungen, welche primär von der jeweiligen Position beantwortet werden. Optional erinnert der Moderator an das Flipchart „Kommunikation verstehen" (Abb. 5, S. 51). Unter dem Fokus, dass in diesem Prozessschritt differierende Perspektiven aufeinander treffen und diskutiert werden, erscheint der Verweis auf eine angemessene Gesprächskultur sinnstiftend. Homogen zu der vorangegangenen Präsentation findet die Betrachtung des arbeitsteiligen Ergebnisses auf der Metawand horizontal statt. Dieses Vorgehen ermöglicht das Wahrnehmen der Subjektiven Theorien. Indem die Perspektiven der anderen Positionen nachvollzogen werden, werden Unterschiede und Gemeinsamkeiten zu den eigenen Denkmustern wahrgenommen (Siebert, 2012, S. 147). Das *andere* Wissen wird mit dem eigenen verknüpft und erweitert somit das Perspektivenschemata (Verändern der Subjektiven Theorien als zweiten Schritt des Lernprozesses). Nach Bedarf ist der Konferenzleiter aufgefordert, den Blick der Teilnehmer auf die modifizierte Heuristik zu lenken, die den Lernprozess nach Schwarz-Govaers abbildet (Tab. 5, S. 33). Während des kommunikativen Austausches werden zwangsläufig Aspekte sichtbar, die, bezogen auf das Schlüsselproblem, unbedeutend erscheinen. Der Moderator bittet, die irrelevanten Nennungen zu selektieren. Im Einverständnis der betreffenden Position werden die Kommunikationskarten aus der Heuristik entfernt. Exemplarisch stellt die Verfasserin diesen Vorgang in der sich anschließenden Tabelle dar, indem sie assoziativ ausgegliederte Aspekte streicht (Methodik angelehnt an Darmann-Finck, 2010, S. 194-195).

Tabelle 10: Selektion irrelevanter Aspekte aus Heuristik (Eigenerstellung Briese, 2017)

„Das scheinbare Desinteresse der Auszubildenden an einer patientenorientierten Kommunikation ist zunehmend."					
	Perspektive				
Zielebene *Zieldimension*	Pflegende	Auszubildende	Patient (ggf. Angehörige)	Institution/ Gesundheitssystem	pflegerisches Handeln
Technisches Erkenntnisinteresse *Regelgeleitetes Handeln*	~~wissen, dass die Pflege ein Kommunikationsberuf ist~~ ~~haben keinen Bezug zu evidenzbasiertem Wissen zum Thema Kommunikation~~ ~~nehmen an, dass Kommunikation den Genesungsprozess fördert (psychischer Einflussfaktor)~~ Lösung: ~~äußern Fortbildungswunsch zu kommunikativem Verhalten~~	~~fokussieren ihr Lernen stärker auf Fach- statt auf Sozialkompetenz~~ ~~haben keine Ausbildungsaufgabe, die Kommunikation direkt thematisiert~~ ~~halten sich an Pflegerichtlinien, die bspw. Beratungsfunktion vielerorts nicht thematisieren~~ Lösung: theoretischer Lernort fokussiert die Kommunikation, als	~~hungrig nach guten Gesprächen~~ sehen in Gesprächen eine Erleichterung der Ausnahmesituation (psychischer Einflussfaktor) ~~wollen beraten werden~~ Lösung: fordern sich edukative Gespräche ein ~~lernen die psychische Wirkung von guten Gesprächen kennen, indem sie Wohlbefinden~~	~~Institution gewährleistet Zugang zu Fachliteratur~~ ~~Institution bietet Fortbildungsveranstaltung zu Thematik an~~ Institution sichert Pflegequalität, indem patientenorientierte Kommunikation in Pflegestandards etabliert wird	Planung und Durchführung edukativer Maßnahmen in der pflegerischen Praxis (unter Bezugnahme von evidenzbasierten Beratungsstrategien) ~~aktive Durchführung patientenorientierter Kommunikation für Förderung des Genesungsprozesses~~

	~~lesen Fachliteratur zum Thema~~ demonstrieren Kommunikation, indem sie Beratungsfunktion stärker wahrnehmen	soziale Kompetenz, stärker ~~lernen Kommunikationsmuster als psychische Einflussfaktoren kennen~~ ~~nehmen den Beruf als Kommunikationsberuf wahr (durch Teilnahme an Beratungsgesprächen)~~	~~verspüren~~		
Praktisches Erkenntnisinteresse *Reflexive Könnerschaft*	~~sind, durch eigene Kommunikationsdemotivation, ein „schlechtes" Vorbild~~ ~~führen keine Selbstreflexion durch~~ mögliche Gefühle, wie Unsicherheit, Frustration, Überforderung, beeinflussen Kommunikationsverhalten Lösung: ~~erhalten Fortbildungsangebot zu reflexive Strategien~~ nehmen Vorbildfunktion wahr und ein (Bezugspflegesystem) reflektieren sich und ihre Arbeit	~~lernen an Vorbildern auch an „schlechten" (nicht nur Pflege, auch Medizin)~~ ~~reflektieren ihr Kommunikationsverhalten nicht~~ mögliche Gefühle, wie Unsicherheit, Frustration, Überforderung, beeinflussen Kommunikationsverhalten Lösung: analysieren Elemente des Bezugspflegesystems ~~üben in praktischen Einsätzen den Beziehungsaufbau und reflektieren ihn danach mit Anleiter~~	empfinden Schamgefühl, ~~Angst, Frustration, Insuffizienzgefühl~~ fühlen sich nicht ausreichend wahrgenommen Lösung: ~~äußern Gefühle wie Angst und Hilflosigkeit direktiv~~ werden nach dem Bezugspflegesystem versorgt (Biografiearbeit zur Ermittlung von Vorlieben, Interessen)	~~Institution macht den Mitarbeitern Hintergründe der Betriebskultur transparent~~ Institution reflektiert ihre Betriebsphilosophie ~~Gesundheitssystem evaluiert bisherige Entwicklungen (insb. Zeitmangel durch Personalverknappung)~~	Elemente des primary nursing im Umgang mit Patienten nutzen (Biografiearbeit) ~~Reflektieren der Kommunikationskompetenz im interprofessionellen Team~~ ~~Persönlichkeitsbildung durch wissensbasierte Kommunikationsstrategien, Sinnverstehen und kritischer Auseinandersetzung mit gesellschaftlichen Zwängen~~
Emanzipatorisches Erkenntnisinteresse	erkennen defizitäre gesundheitspolitische Rahmenbedingungen (sehen keine ausgiebigen	~~wollen es der ökonomisierenden Betriebskultur recht machen (halten sich deshalb nicht~~	~~sind auf gesellschaftlich geprägte Vergangenheit konditioniert („früher hatte die Pflegende Zeit für~~	zielen auf ökonomisches Pflegehandeln (Zeit für Gespräche nicht eingeplant) Institution im	~~Widersprüche in Strukturgesetzlichkeiten pflegerischer Kommunikation aufdecken~~ angemesse-

| Verantwortliches Handeln | Gespräche vor) ~~befinden sich im Spannungsfeld zwischen ökonomisierender Betriebskultur und gesellschaftlichen Zwängen (bspw. Angehörigenberatung) streben die Professionalisierung des Pflegeberufes an~~ | ~~zu lang beim Patienten auf) nehmen auf Grund von Patientenverhalten Abstand (sehen „nur" den Lehrling)~~ befinden sich im Spannungsfeld zwischen theoretisch Gelehrtem und Realität | ~~Gespräche")~~ haben Anspruch eine qualitative Versorgung, die Gespräche gleichermaßen impliziert ~~haben Angst vor gesellschaftlicher Verachtung bei Pflegebedürftigkeit~~ | Spannungsfeld zwischen „Überleben" im Gesundheitssystem und Qualitätsanspruch einer guten Patientenversorgung ~~Gesundheitssystem entwickelt sich zu Deprofessionalisierung der Pflege~~ | ne, individuelle Kommunikationsmuster professionell anwenden |

Der übersichtlichen Weiterarbeit dienend, wird die Heuristik mit den verbliebenen, handlungsleitenden Nennungen anschließend dargestellt.

Tabelle 11: Handlungsleitende Schwerpunkte (Eigenerstellung Briese, 2017)

„Das scheinbare Desinteresse der Auszubildenden an einer patientenorientierten Kommunikation ist zunehmend."					
	Perspektive				
Zielebene Zieldimension	Pflegende	Auszubildende	Patient (ggf. Angehörige)	Institution/ Gesundheitssystem	pflegerisches Handeln
Technisches Erkenntnisinteresse Regelgeleitetes Handeln	demonstrieren Kommunikation, indem sie Beratungsfunktion stärker wahrnehmen	theoretischer Lernort fokussiert die Kommunikation, als soziale Kompetenz, stärker (bspw. Beratung von Patienten)	sehen in Gesprächen eine Erleichterung der Ausnahmesituation (psychischer Einflussfaktor) fordern sich edukative Gespräche ein	Institution sichert Pflegequalität, indem patientenorientierte Kommunikation in Pflegestandards etabliert wird	Planung und Durchführung edukativer Maßnahmen in der pflegerischen Praxis (unter Bezugnahme von evidenzbasierten Beratungsstrategien)
Praktisches Er	mögliche Gefühle, wie Unsicherheit,	mögliche Gefühle, wie Unsicherheit,	werden nach dem Bezugspflegesystem	Institution reflektiert ihre Betriebsphilo	Elemente des primary nursing im

kennt-nisinte-resse Reflexive Könnerschaft	Frustration, Überforderung, beeinflussen Kommunikationsverhalten nehmen Vorbildfunktion wahr und ein (Bezugspflegesystem) reflektieren sich und ihre Arbeit	Frustration, Überforderung, beeinflussen Kommunikationsverhalten analysieren Elemente des Bezugspflegesystems	versorgt (Biografiearbeit zur Ermittlung von Vorlieben, Interessen)	sophie	Umgang mit Patienten nutzen (Biografiearbeit)
Emanzipatorisches Erkenntnisinteresse Verantwortliches Handeln	erkennen defizitäre gesundheitspolitische Rahmenbedingungen (sehen keine ausgiebigen Gespräche vor)	befinden sich im Spannungsfeld zwischen theoretisch Gelehrtem und Realität	haben Anspruch eine qualitative Versorgung, die Gespräche gleichermaßen impliziert	Institution im Spannungsfeld zwischen „Überleben" im Gesundheitssystem und Qualitätsanspruch einer guten Patientenversorgung	angemessene, individuelle Kommunikationsmuster professionell anwenden

Phase der Weiterbearbeitung durch Moderator

Die Heuristik bildet nun ausschließlich die handlungsleitenden Schwerpunkte ab. Indem die Inhalte den Kern des Schlüsselproblems repräsentieren sollen, werden Lerninseln entwickelt. Dazu werden Ziele der generierten Schwerpunkte definiert. Unter Berücksichtigung des Zeitfaktors führt der Moderator diesen Arbeitsprozess zwischen zwei Konferenzterminen aus. Das bedingt, dass an dieser Stelle die gegenwärtige Konferenz beendet wird.

Der Moderator bedient sich den Inhalten aus der vorangestellten Heuristik (Tab. 11, S. 60-61) und formuliert entsprechende Ziele. Demnach ist eine Übernahme aller handlungsleitenden Schwerpunkte gewährleistet. Unter Bezugnahme der Zieldimensionen werden ebenenspezifisch Lerninseln generiert, welche in der folgenden Tabelle ersichtlich sind (Tab. 12, S. 62).

Tabelle 12: Entwicklung der Lerninseln (Eigenerstellung Briese, 2017)

„Das scheinbare Desinteresse der Auszubildenden an einer patientenorientierten Kommunikation ist zunehmend."		
Zielebenen *Zieldimensionen* ⇨	**Zielformulierungen der Schwerpunkte** „Die Praxisanleiter sollen…"	⇨ **Lerninseln**
Technisches Erkenntnisinteresse *Regelgeleitetes Handeln*	die pflegerische Gesprächskompetenz sowie deren Beratungsfunktion deuten. curriculare Inhalte zur Förderung der Gesprächskompetenz mit dem theoretischen Lernort analysieren. den psychischen Einfluss eines (edukativen) Gespräches auf den Patienten erörtern. Pflegestandards bezüglich Beratungsstrategien prüfen. edukative Maßnahmen planen und durchführen.	Regelgeleitetes Handeln durch Hintergrundwissen zu Beratung
Praktisches Erkenntnisinteresse *Reflexive Könnerschaft*	die Gefühle und Einstellungen der Pflegenden und Auszubildenden sowie die Betriebsphilosophie deuten. Elemente des Bezugspflegesystems / primary nursing thematisieren. die Relevanz des Bezugspflegesystems für die Patienten erörtern. patientenorientierte Gespräche reflektieren.	Reflexive Könnerschaft durch biografieorientierte Bezugspflege
Emanzipatorisches Erkenntnisinteresse *Verantwortliches Handeln*	defizitäre gesundheitspolitische sowie institutionelle Rahmenbedingungen deuten. eine kooperierende Haltung zum theoretischen Lernort einnehmen. den Anspruch / Wunsch nach sinnstiftenden Gesprächen der Patienten verstehen. angemessene, individuelle Kommunikationsmuster professionell anwenden.	Verantwortliches Handeln durch evidenzbasierte Beziehungsgestaltung

Für das technische Erkenntnisinteresse lautet die Lerninsel „Regelgeleitetes Handeln durch Hintergrundwissen zu Beratung".

Für das praktische Erkenntnisinteresse lautet die Lerninsel „Reflexive Könnerschaft durch biografieorientierte Bezugspflege".

Für das emanzipatorische Erkenntnisinteresse lautet die Lerninsel „Verantwortliches Handeln durch evidenzbasierte Beziehungsgestaltung".

Sind die Lerninseln formuliert, beginnt die inhaltsspezifische Recherche. Zielführend ist das objektive Anreichern der Lerninseln. Zudem wird eine Differenzierung der Lerninsel-

Inhalte zu Lernsequenzen angestrebt. Es ist legitim, wenn nicht alle generierten Inhalte einer wissenschaftlichen Fundierung unterliegen. Darmann-Finck spricht von „auffüllen" der Ergebnisse, indem selbst Filme oder Erfahrungsberichte angemessen sind (2010, S. 196). Für die exemplarische Darstellung stellt sich die Objektivierung der Lerninseln mit der daraus resultierenden Entwicklung der Lernsequenzen wie folgt dar. Da das Eruieren der Primärquellen mit erheblichem Aufwand verbunden gewesen wäre, unterliegen zwei Quellen einer Sekundärzitation.

Tabelle 13: Entwicklung der Lernsequenzen (Eigenerstellung Briese, 2017)

„Das scheinbare Desinteresse der Auszubildenden an einer patientenorientierten Kommunikation ist zunehmend."		
Lerninseln ⟹	wissenschaftliche Erkenntnisse ⟹	Lernsequenzen
Regelgeleitetes Handeln durch Hintergrundwissen zu Beratung	zunehmende Bedeutung der Patientenedukation (Zegelin, 2014, S. 186)	Beratungselemente als Beziehungsgestaltung anwenden
	Beratung als Tätigkeitsfeld der Pflege (Matysek & Roes, 2013, S. 145)	
	Einbezug von Fachkollegen aus Psychiatrie und Psychotherapie (Bachmann, 2014, S. 382)	
	Arten der Beratung - Fachberatung, Anleitung, psychoemotionale Begleitung (Bohrer, Kuckeland, Oetting-Roß, Scherpe & Schneider, 2008, S. 13)	
	Wirkung gelungener Kommunikation (Sachweh, 2002, S. 22, zit nach Herder, 2005, S. 10)	
	Beratung fördert Kohärenzgefühl (Zegelin, 2014, S. 187)	
	seelische Unterstützung fördert Genesung nachweislich (Zegelin, 2013, S. 638-639)	
	Beratungsprozessschritte etablieren (Bohrer et al., 2008, S. 13)	
	Bedeutung von Beziehungen auf Pflegetheorien begründet (Niehage, 2007, S. 315-316)	
	Beratungssituationen im Pflegealltag gestalten (Bohrer et al., 2008, S. 2-3)	
	Beratungsarten und -prozessschritte (Bohrer et al., 2008, S. 13)	
Reflexive Könnerschaft durch biografieorientierte Bezugspflege	Teamsupervisionen als wertvolle Unterstützung (Bachmann, 2014, S. 383)	Biografieorientierte Bezugspflege gestalten
	Einbezug von Fachkollegen aus Psychiatrie und Psychotherapie (Bachmann, 2014, S. 382)	
	Bezugspflegesystem als Weichenstellung für die nötige Neugestaltung der Pflegeorganisation (Krause, 2013, S. 36-37)	
	studienbasierte beziehungsfördernde Faktoren (Niehage, 2007, S. 317-318)	

	Einplanen von Zeit für Gespräche (Bachmann, 2014, S. 380)	
	grundlegende Kommunikationsformen (Herder, 2005, S. 4)	
	Gestaltung biografieorientierter Pflegeansätze (Fähland, Odernheimer, Reuter & Gnädig, 2015, S. 146-148)	
	vielerorts veränderungsfeindliche Betriebskultur (Ahrens & Sauter, 2013, S. 146)	
	Pflege ist ein Kommunikationsberuf- Fehlen klarer Konzepte (Zegelin, 2013, S. 638-639)	
	zaghafter, aber kontinuierlicher Einzug der systemischen Medizin (impliziert Betrachtung der Biografie des Patienten) (Wühr, 2016, S. 48)	
	Aspekte der „Personenzentrierten Gesprächsführung" nach Carl Rogers (Herder, 2005, S. 4-6)	
	Beschäftigung mit Lebensgeschichte gibt Hinweis auf Bedürfnisse des Patienten (Friebe, 2005, zit. nach Noelle, 2010, S. 87)	
Verantwortliches Handeln durch evidenzbasierte Beziehungsgestaltung	Verbesserung der Arbeits- und Beschäftigungsverhältnisse unabdingbar (Schwinger, 2016, S. 97)	Beziehungsgestaltung als evidenzbasierte Praxis ansehen
	Anwenden wissenschaftlicher Erkenntnisse in der Praxis wird nicht erlernt (Ahrens & Sauter, 2013, S. 146)	
	evidenzbasierte Praxis ist umsetzbar (Meyer, Balzer & Köpke, 2014, S. 199)	
	gestiegene individuelle Ansprüche an ein selbstbestimmtes Leben im Alter / bei Pflegebedürftigkeit (Hielscher, Kirchen-Peters & Sowinski, 2015, S. 6)	
	Haltung und Sprache zur Beziehungsgestaltung bei Demenzerkrankten (Gürtler, 2010, S. 92)	
	Herausforderungen im Gesundheitswesen können nur interprofessionell gelöst werden (Deutscher Bildungsrat für Pflegeberufe, 2013, S. 1030)	
	zufriedenstellende soziale Kontakte erhöhen die Zufriedenheit von Patienten (Sauter, 2010, S. 235)	
	Recovery-Unterstützung in der Psychoedukation (Kuck, 2013, S. 195-196)	

Für die Lerninsel „Regelgeleitetes Handeln durch Hintergrundwissen zu Beratung" lautet die Lernsequenz 1 „Beratungselemente als Beziehungsgestaltung anwenden".

Für die Lerninsel „Reflexive Könnerschaft durch biografieorientierte Bezugspflege" lautet die Lernsequenz 2 „Biografieorientierte Bezugspflege gestalten".

Für die Lerninsel „Verantwortliches Handeln durch evidenzbasierte Beziehungsgestaltung" lautet die Lernsequenz 3 „Beziehungsgestaltung als evidenzbasierte Praxis ansehen".

Unter Einbezug seiner Rechercheergebnisse konstruiert der Lehrende in einem weiteren Arbeitsschritt die Inhalte der Lernsequenzen. Methodisch strukturiert, offeriert die Konstruktion gleichermaßen ein Handlungsschema für die Folgekonferenzen. Dementsprechend sind die Zitationsbelege weiterhin enthalten. Homogen der vorangegangenen Methodik der Lerninselentwicklung (Tab. 12, S. 62) werden aus den Lernsequenzen nun Zielformulierungen generiert. Aus diesen lassen sich recherchespezifische Inhalte der Lernsequenzen abbilden. Die Bildungsinhalte ermöglichen einen Rückschluss zu den jeweiligen Lerninseln. Diese werden in der Formulierung der angestrebten beruflichen Handlungskompetenz impliziert. Die folgenden Darstellungen bilden das Ergebnis des gründlichen Arbeitsprozesses ab. Die Lernsequenzen werden nacheinander aufgeführt (Tab. 14-16, S. 65-67). Während die bisherigen Tabellen horizontal gedeutet wurden, ist hier eine vertikal ausgerichtete Ordnungsstruktur vorgenommen.

Tabelle 14: Ziel- und inhaltsorientierte Darstellung der Lernsequenz 1 (Eigenerstellung Briese, 2017)

Lernsequenz 1 „Beratungselemente als Beziehungsgestaltung anwenden"
Zielformulierungen der Lernsequenz 1 „Die Praxisanleiter sollen…"
die pflegerische Gesprächskompetenz sowie deren Beratungsfunktion deuten. den psychischen Einfluss eines (edukativen) Gespräches auf den Patienten erörtern. edukative Maßnahmen planen und durchführen.
Bildungsinhalte der Lernsequenz 1
Die Praxisanleiter nehmen die Beratung als Tätigkeitsfeld der Pflege (Matysek & Roes, 2013, S. 145) wahr, indem ihnen die zunehmende Bedeutung der Patientenedukation (Zegelin, 2014, S. 186) vom Konferenzleiter erörtert wird. Sie erhalten Informationen zu Beratungsprozessschritten und Arten der Beratung (Bohrer et al., 2008, S. 13). Sie eruieren die Gestaltung von Beratungssituationen im pflegerischen Alltag (Bohrer et al., 2008, S. 2-3). Die Bedeutung von Beziehungen zu den Patienten (Niehage, 2007, S. 315-316) wird nachvollzogen. Dazu führt der Moderator begründend an, dass Beratung das Kohärenzgefühl fördert (Zegelin, 2014, S. 187) und die seelische Unterstützung die Genesung nachweislich fördert (Zegelin, 2013, S. 638-639). Bei Bedarf werden Fachkollegen aus Psychiatrie und Psychotherapie einbezogen (Bachmann, 2014, S. 382).
Anbahnen beruflicher Handlungskompetenz
Die Praxisanleiter steigern ihre Fachkompetenz, indem sie Hintergrundwissen zu Beratung erlangen. Dies versetzt sie in die Lage regelgeleitet zu handeln.

Tabelle 15: Ziel- und inhaltsorientierte Darstellung der Lernsequenz 2 (Eigenerstellung Briese, 2017)

Lernsequenz 2 „Biografieorientierte Bezugspflege gestalten"
Zielformulierungen der Lernsequenz 2 „Die Praxisanleiter sollen…"
Elemente des Bezugspflegesystems / primary nursing thematisieren. die Relevanz des Bezugspflegesystems für die Patienten reflektieren.
Bildungsinhalte der Lernsequenz 2
Die Praxisanleiter reflektieren die Aussage, dass das Bezugspflegesystem als Weichenstellung für die nötige Neugestaltung der Pflegeorganisation (Krause, 2013, S. 36-37) fungiert. Dabei nimmt das Einplanen von Zeit für Gespräche (Bachmann, 2014, S. 380) einen Argumentationsschwerpunkt ein. Fokussierend auf die Bezugspflege, eröffnet der Moderator ihnen studienbasierte beziehungsfördernde Faktoren (Niehage, 2007, S. 317-318), grundlegende Kommunikationsformen (Herder, 2005, S. 4) sowie Aspekte der „Personenzentrierten Gesprächsführung" nach Carl Rogers (Herder, 2005, S. 4-6). Indem sie sich mit der Gestaltung biografieorientierter Pflegeansätze (Fähland, Odernheimer, Reuter & Gnädig, 2015, S. 146-148) befassen, nehmen sie die Bedeutung der Beschäftigung mit der Lebensgeschichte des Patienten wahr, da diese Hinweise auf individuelle Bedürfnisse gibt (Friebe, 2005, zit. nach Noelle, 2010, S. 87). Dazu wird optional ein Fachkollege aus Psychiatrie und Psychotherapie zu Rate gezogen (Bachmann, 2014, S. 382).
Anbahnen beruflicher Handlungskompetenz
Die Praxisanleiter steigern ihre Methodenkompetenz, indem sie ihre reflexive Könnerschaft erweitern. Durch den Austausch über die biografieorientierte Bezugspflege im Plenum wird ihre Sozialkompetenz gefördert.

Tabelle 16: Ziel- und inhaltsorientierte Darstellung der Lernsequenz 3 (Eigenerstellung Briese, 2017)

Lernsequenz 3 „Beziehungsgestaltung als evidenzbasierte Praxis ansehen"
Zielformulierungen der Lernsequenz 3 „Die Praxisanleiter sollen…"
defizitäre gesundheitspolitische sowie institutionelle Rahmenbedingungen deuten. den Anspruch / Wunsch nach sinnstiftenden Gesprächen der Patienten verstehen. angemessene, individuelle Kommunikationsmuster professionell anwenden.
Bildungsinhalte der Lernsequenz 3
Unter Bezugnahme, dass das Anwenden wissenschaftlicher Erkenntnisse in der Praxis nicht er-

lernt (Ahrens & Sauter, 2013, S. 146) wird, eröffnet der Moderator die dritte Lernsequenz mit dem Konzept, dass eine evidenzbasierte Praxis umsetzbar ist (Meyer, Balzer & Köpke, 2014, S. 199).

Die Praxisanleiter erörtern, warum eine Verbesserung der Arbeits- und Beschäftigungsverhältnisse unabdingbar (Schwinger, 2016, S. 97) ist und gelangen zu der Erkenntnis, dass die Herausforderungen im Gesundheitswesen nur interprofessionell gelöst werden (Deutscher Bildungsrat für Pflegeberufe, 2013, S. 1030) können.

Fokussierend auf die demografischen Entwicklungen analysieren sie die Beziehungsgestaltung mittels Haltung und Sprache bei Demenzerkrankten (Gürtler, 2010, S. 92). Dabei stellen sie heraus, dass zufriedenstellende soziale Kontakte die Zufriedenheit von Patienten erhöhen (Sauter, 2010, S. 235).

Sie wenden die zukunftsweisende Recovery-Unterstützung in der Psychoedukation (Kuck, 2013, S. 195-196) an.

Anbahnen beruflicher Handlungskompetenz

Die Praxisanleiter steigern ihre Personalkompetenz, indem sie durch eine evidenzbasierte Beziehungsgestaltung verantwortliches Handeln gestalten. Ihre Sozialkompetenz wird durch die fokussierende Beziehungsgestaltung zu dementiell Erkrankten gefördert.

Je nach gewünschter Intensität der Bearbeitung bietet es sich an, die Inhalte der Lernsequenzen zu reduzieren. Im vorliegenden Prozess ist die Vielzahl der Formulierungen auf die Implementierung aller Erkenntnisse zurückzuführen. Optional ist es die Entscheidung des Moderators, die handlungsleitenden Aspekte in der Entscheidungsphase (Kap. 6.1.7, S. 44-45) zu begrenzen. Dementsprechend wären die Zielformulierungen sowie die objektivierende Recherche von geringerer Reichweite.

Zweite Konferenz (ca. 2 bis 2 ½ Stunden)

Die folgende Konferenz beginnt mit einer Zusammenfassung des bisherigen Ablaufes, um einen einheitlichen Wissensstand herzustellen sowie neue Teilnehmer zu instruieren. Der Konferenzleiter stellt den Praxisanleitern den Entwicklungsprozess der ziel- und inhaltsorientierten Darstellung der Lernsequenzen (Tab. 14-16, S. 65-67) visualisiert vor. Je nach zeitlicher Ressource und medialer Kompetenz nutzt er drei Metawände oder reproduziert die Tabellen auf Powerpoint-Folien. Der gemeinsame Arbeitsprozess wird erst eingeleitet, wenn ein vollständiges Verständnis aller Beteiligten vorliegt. Didaktisch wertvoll ist ein Lernprozess nämlich erst dann, wenn der Inhalt nicht als „objektive Wahrheit" hingenommen, sondern als „lebensdienliche Handlung" nachvollzogen wird (Siebert, 2012, S. 166). In Anlehnung des Prozessschrittes „Transfer wissenschaftlicher Erkenntnisse" werden die Bildungsinhalte im Plenum gestaltet. Die didaktischen Interventionen des Moderators basieren auf die Lernsequenz-Inhalte und werden, ausschließlich in diesem Kontext, vorgestellt.

In der ca. 30-minütigen Lernsequenz 1 nehmen die Praxisanleiter die Beratung als Tätigkeitsfeld der Pflege wahr, indem ihnen die zunehmende Bedeutung der Patientenedukation erörtert wird. Sie erhalten Informationen zu Beratungsprozessschritten und Arten der Beratung und eruieren die Gestaltung von Beratungssituationen im pflegerischen Alltag. Die Bedeutung von Beziehungen zu den Patienten wird nachvollzogen. Dazu führt der Moderator begründend an, dass Beratung das Kohärenzgefühl fördert und die seelische Unterstützung die Genesung nachweislich fördert. Bei Bedarf werden Fachkollegen einbezogen.

In der ca. 30-minütigen Lernsequenz 2 reflektieren die Praxisanleiter die Aussage, dass das Bezugspflegesystem als Weichenstellung für die nötige Neugestaltung der Pflegeorganisation fungiert. Dabei nimmt das Einplanen von Zeit für Gespräche einen Argumentationsschwerpunkt ein. Fokussierend auf die Bezugspflege, eröffnet der Moderator ihnen studienbasierte beziehungsfördernde Faktoren, grundlegende Kommunikationsformen sowie Aspekte der „Personenzentrierten Gesprächsführung" nach Carl Rogers. Indem sie sich mit der Gestaltung biografieorientierter Pflegeansätze befassen, nehmen sie die Bedeutung der Beschäftigung mit der Lebensgeschichte des Patienten wahr. Dazu wird optional ein Fachkollege zu Rate gezogen.

Unter Bezugnahme, dass das Anwenden wissenschaftlicher Erkenntnisse in der Praxis nicht erlernt wird, eröffnet der Moderator die dritte, ca. 30-minütige Lernsequenz mit dem Konzept, dass eine evidenzbasierte Praxis umsetzbar ist. Die Praxisanleiter erörtern, warum eine Verbesserung der Arbeits- und Beschäftigungsverhältnisse unabdingbar ist und gelangen zu der Erkenntnis, dass die Herausforderungen im Gesundheitswesen nur interprofessionell gelöst werden können. Fokussierend auf die demografischen Entwicklungen analysieren sie die Beziehungsgestaltung mittels Haltung und Sprache bei Demenzerkrankten. Dabei stellen sie heraus, dass zufriedenstellende soziale Kontakte das Wohlbefinden der Patienten erhöhen. Sie wenden die zukunftsweisende Recovery-Unterstützung in der Psychoedukation exemplarisch anhand eines Beispiels an.

Auch hier sind die zeitlichen Angaben lediglich als Richtwerte anzusehen. Die scheinbar knappe Bemessung ist darauf zurückzuführen, dass eine möglichst lückenlose Bearbeitung eine zügige Annäherung an die Lösung für das Schlüsselproblem ermöglicht. Der Moderator ist selbstverständlich zu einer guten Vorbereitung verpflichtet, indem er recherchierte Bildungsinhalte teilnehmerorientiert aufbereitet. Bezugnehmend auf das Setting der Praxisanleiterkonferenz werden die Bildungsinhalte so gestaltet, dass sie nachvollziehbar und der Anwendung dienlich sind. Dies schließt tiefgreifende Analyseprozesse selbsterklärend aus.

Die Erarbeitungsergebnisse der Lernsequenzen bahnen die berufliche Handlungskompetenz an. Die in der modifizierten Heuristik fokussierten Teilkompetenzen (Tab. 5, S. 33) werden mittels der Lernsequenzen von dem Konferenzleiter, inhaltlich angereichert, zusammengefasst. Demnach stellen die Konsequenzen aus der Erarbeitung gleichermaßen die Entwicklungskomponenten einer umfassenden beruflichen Handlungskompetenz dar. Die anschließende Tabelle bildet den Vorgang ab.

Tabelle 17: Lernsequenzielle Entwicklung beruflicher Handlungskompetenz (Eigenerstellung Briese, 2017)

Lernsequenz 1 „Beratungselemente als Beziehungsgestaltung anwenden"

Die Praxisanleiter steigern ihre Fachkompetenz, indem sie Hintergrundwissen zu Beratung erlangen. Dies versetzt sie in die Lage regelgeleitet zu handeln.

Lernsequenz 2 „Biografieorientierte Bezugspflege gestalten"

Die Praxisanleiter steigern ihre Methodenkompetenz, indem sie ihre reflexive Könnerschaft erweitern. Durch den Austausch über die biografieorientierte Bezugspflege im Plenum wird ihre Sozialkompetenz gefördert.

Lernsequenz 3 „Beziehungsgestaltung als evidenzbasierte Praxis ansehen"

Die Praxisanleiter steigern ihre Personalkompetenz, indem sie durch eine evidenzbasierte Beziehungsgestaltung verantwortliches Handeln gestalten. Ihre Sozialkompetenz wird durch die fokussierende Beziehungsgestaltung zu dementiell Erkrankten gefördert.

Um die gewonnenen Erkenntnisse gewinnbringend in der Anleitungsarbeit zu verorten, sollen den Praxisanleitern Handlungsoptionen offeriert werden. Dazu werden die Bildungsinhalte sowie die Zielformulierungen der drei Lernsequenzen (Tab. 14-16, S. 65-67) auf das Schlüsselproblem transferiert und mit Anleitungsoptionen verquickt. Als Experten in der Praxisanleitung sind die Konferenzbeteiligten in der Lage, realistische Umsetzungsmöglichkeiten zu generieren. Aus dem gruppendynamischen Austauschprozess gehen zielführend ein bis zwei Handlungsoptionen hervor. Mit diesem Verfahren entwickeln die Teilnehmer der Konferenz Handlungsoptionen für die berufspraktische Anleitungsarbeit, welche als Reaktion auf das Schlüsselproblem die Lösung darstellen (Tab. 18, S. 70).

Tabelle 18: Schlüsselproblemorientierte Handlungsoptionen (Eigenerstellung Briese, 2017)

„Das scheinbare Desinteresse der Auszubildenden an einer patientenorientierten Kommunikation ist zunehmend."
Handlungsoptionen der Praxisanleiter
Indem die Praxisanleiter über Hintergrundwissen zu Beratung verfügen, vermitteln sie den Auszubildenden die Sinnhaftigkeit einer edukativen Kommunikation. Sie planen und führen strukturierte Beratungssituationen mit den Lernenden durch.
Die Praxisanleiter thematisieren in Anleitungssituationen das Bezugspflegesystem als Pflegeorganisationsform. In einem reflexiven Dialog bitten sie die Auszubildenden, die Relevanz einer biografieorientierten Bezugspflege zu beleuchten.
Indem individuelle Kommunikationsmuster in geplanten Anleitungssituationen Anwendung finden, vermitteln die Praxisanleiter den Lernenden evidenzbasiertes Beziehungshandeln. Die Praxisanleiter gestalten Anleitungen mit dem Fokus auf patientenorientierter Gesprächsführung.

Welche Auswirkungen die Handlungsoptionen auf die Auszubildenden anstreben, wird gemeinschaftlich in einem weiteren Schritt assoziiert. Demnach werden Folgen der schlüsselproblemorientierten Anleitungsarbeit deutlich, die die Sinnhaftigkeit respektive Nutzen der Handlungsoptionen nachspüren. Die folgende Tabelle stellt die assoziierten Konsequenzen dar.

Tabelle 19: Konsequenzen der Handlungsoptionen (Eigenerstellung Briese, 2017)

„Das scheinbare Desinteresse der Auszubildenden an einer patientenorientierten Kommunikation ist zunehmend."
Konsequenzen auf Auszubildende
Die Auszubildenden verstehen die Sinnhaftigkeit einer edukativen Kommunikation. Indem sie Beratungen mit dem Praxisanleiter planen und durchführen, können sie Wirkungszusammenhänge nachvollziehen.
Die Lernenden erweitern ihre berufspraktische Kompetenz, indem sie das Bezugspflegesystem als zukunftsweisende Pflegeorganisationsform kennenlernen. Sie erörtern die Relevanz einer biografieorientierten Bezugspflege in einem reflexiven Dialog mit dem Praxisanleiter.
Indem die Auszubildenden individuelle Kommunikationsmuster im Patientenkontakt anwenden, fundieren sie ihr Beziehungshandeln evidenzbasiert. Sie deuten Elemente einer patientenorientierten Gesprächsführung, die sie wiederholend durchführen. Somit stärken sie ihre kommunikative und emotionale Kompetenz.

Der Prozess der Lösungsfindung ist nun vollständig dargestellt. Indem die Konferenzbeteiligten schlüsselproblemorientierte Handlungsoptionen sowie deren Konsequenzen auf die Lernenden eruieren, gilt der handlungssystematische Gesamtprozess inhaltlich als beendet.

Die Ergebnissicherung impliziert das Transferieren, und somit das Verdichten des neuen Wissens. Nach Schwarz-Govaers sollen dafür Handlungen geplant werden, in denen die neuen Wissensstrukturen in konkreten Situationen geübt werden (2010, S. 180). Indem die Handlungsoptionen für zukünftige, berufspraktische Anleitungssituationen formuliert wurden, ist eine Transferoption auf theoretischer Ebene bereits vollzogen. Die gezielte Umsetzung in realen Pflegepraxissituationen stellt eine Reaktion auf das Schlüsselproblem dar. Ob sich die Kommunikation der Auszubildenden langfristig patientenorientierter gestaltet, bedarf weiterer qualitativer Forschungsansätze. Berufspraktische Schilderungen der Anleiter in den Folgekonferenzen können erste Reflexionsanteile implizieren.

Abschließend findet eine reflektierende Betrachtung der Konferenzteilnehmer zu dem Lern- und Arbeitsprozess statt. Der Moderator erinnert optional an eine angemessene Kommunikation (Abb. 5, S. 51). Er bittet die Praxisanleiter die Inhalts- sowie Prozessebene zu reflektieren. Offengebliebene Fragen sowie Probleme im Plenum werden thematisiert. Zudem werden Transfervereinbarungen getroffen. Der Lehrende verlässt seine Moderatorenposition und reflektiert seinen Standpunkt gleichermaßen. Mit abschließenden Worten beendet er den handlungssystematischen Gesamtprozess im Rahmen der Praxisanleiterkonferenz.

7 Reflektierende Betrachtung der Konzeptentwicklung

Reflexive Prozesse dienen der kritischen Betrachtung des eigenen Handelns (Bohrer, 2009, S. 54). Im Rahmen des folgenden Kapitels werden perspektivisch Konsequenzen aus der Konzeption einer Praxisanleiterkonferenz erörtert. Weiterführend werden neuralgische Punkte auf der Inhalts- sowie Konzeptionsebene aufgezeigt und mögliche Lösungsvorschläge evaluiert. Das Kapitel zielt auf eine Kompetenzsteigerung inhaltlicher und konzeptioneller Entwicklungsprozesse.

7.1 Perspektiven durch Konzeptentwicklung

Emanzipative Persönlichkeitsentwicklung

Die pflegetheoretisch fundierte Konzeption einer Konferenz für Praxisanleiter stützt sich fundamental auf die Interaktionistische Pflegedidaktik nach Darmann-Finck. Demnach strebt das Konzept dasselbe übergeordnete Ziel an, nämlich die „Bildung als emanzipative Persönlichkeitsentwicklung durch intergenerationelle Interaktion" (Darmann-Finck, 2010, S. 211). Indem generationsübergreifend kommunikative Austauschprozesse stattfinden, werden Lernprozesse aktiviert, die die Identität der Praxisanleiter in emanzipativer Ausrichtung entwickeln. Die kontinuierlichen Aushandlungs- und Entscheidungsprozesse (bspw. das Generieren einer Problemsituation, Formulieren des Schlüsselproblems, Selektieren irrelevanter Aspekte aus Heuristik) in den Konferenzen sind der Persönlichkeitsbildung förderlich. Der kommunikative Austausch, der sich stringent über die Konferenzen erstreckt, erzeugt ein Wir-Gefühl. Er fördert die Gemeinschaftlichkeit und emanzipiert die Beteiligten in ihrer Position als Praxisanleiter. Die kollektive Positionierung bildet die Grundlage für eine Entwicklung des Berufsgruppen-Profils (Mamerow, 2013, S. 22). Demnach werden sie in ihrer Funktion von der Institution stärker wahrgenommen.

Anbahnen der Professionalisierung

Bezugnehmend auf die Professionalisierung der Pflege stellt die Konzeption eine Möglichkeit dar, „vernetztes Denken" (Schädle-Deininger, 2011, S. 130) zu fördern. Die Legitimation durch die Interaktionistische Pflegedidaktik verleiht der Konzeption einen qualitativen Wert, da Darmann-Finck ihr Modell auf bildungswissenschaftliche und pflegetheoretische Grundlagen stützt. Demnach stellt es ein hervorragendes Planungsinstrument für Lehr-Lernsituationen dar (Muths, 2013, S. 159), so auch für die der Praxisanleiterkonferenz. Die Bezugnahme zu pflege- und bezugswissenschaftlichen Erkenntnissen stellt einen Schwerpunkt in Hinblick auf die Professionalisierung des Pflegeberufes dar. Auf diese Weise wird eine evidenzbasierte Pflegepraxis angebahnt. Sie befähigt die Praxisanleiter sowie die Auszubildenden, Verantwortung für ihre Handlungen gegenüber den Patienten zu übernehmen (Behrens & Langer, 2010, S. 25).

Handlungsorientiertes Lernen

Ein Praxis-Theorie-Transfer ist gegeben, indem die Praxisanleiter uneingeschränkt pflegefachliche oder anleitungsbezogene Problemsituationen aus der Praxis in die Konferenz implizieren. Dieser Vorgang dient der Handlungsorientierung, da die Fähigkeit zu konstruktivem Handeln der Komplexität beruflicher Situationen gerecht werden soll (Mamerow, 2013, S. 91). Die Berücksichtigung beider Lernorte stellt einen nahen Praxisbezug sicher. Schneider konstatiert hierzu, dass die Zukunft in Konzepten liegt, „die auf Integration von schulischer und betrieblicher Ausbildung setzen" (2009, S. 34). Weiterführend zeigt der theoretische Lernort Interesse an den Problemen der praktisch Berufsbildenden, was ein Gefühl der Wertschätzung bewirkt (Bohrer, 2009, S. 22). Der fortlaufende Prozess sowie die aktive Mitgestaltung motiviert die Praxisanleiter zur Teilnahme an den Folgekonferenzen. Die praxisnahen Bildungsinhalte sind zielführend aufeinander aufbauend sowie handlungsorientiert.

Betriebliche Qualitätssteigerung

Die Modifizierung der Heuristik sichert eine Ausrichtung an das Leitziel der beruflichen Ausbildung. Indem die Subjektiven Theorien „als Voraussetzung für handlungsrelevantes berufliches Lernen" (Schwarz-Govaers, 2010, S. 166) implementiert wurden, konnten Handlungskompetenzen sowohl für die Anleiter als auch für die Auszubildenden formuliert werden. Der Fokus auf die gesetzlich formulierten Teilkompetenzen (§ 3 Abs. 1 KrPflG) steigert die Qualität der Anleitungsarbeit, was sich positiv auf die Betriebskultur sowie langfristig auf den Ruf des Unternehmens auswirkt. Im Rahmen des gegenwärtigen Fachkräftemangels kommt demnach eine qualitative Anleitungsarbeit potenziellen Bewerbern und somit der Institution entgegen.

Berufsschulische Qualitätssteigerung

Die Konzeption bewirkt einen Kompetenzzuwachs des Lehrenden, der die Konferenz leitet. In seiner Position wird seine Moderationskompetenz gefördert. Speziell in Aushandlungsprozessen übernimmt er die Steuerung der Gruppe, wie bspw. bei der Schlüsselproblemidentifikation. Sie wird in der qualitativen Sozialforschung empfohlen, um den Ablauf nicht durch Eigendynamik negativ zu beeinflussen (Flick, 2016, S. 254). Während der Konferenz ist ein partnerschaftlicher Führungsstil empfohlen. Er gewährleistet einen funktionierenden Informationsfluss (Bohrer, 2009, S. 16). Die Methodenkompetenz wird erweitert, indem er die Prozessschritte methodisch gestaltet. Das Recherchieren und Implementieren der Wissenschaftserkenntnisse dient seiner Recherchekompetenz. Weiterführend erweitert er seine Planungs- und Organisationskompetenz (bspw. durch die zeitliche und methodische Gestaltung der Schritte, Zielformulierung der Lerninseln und Generieren der Bildungsinhalte).

Praxis-Theorie-Praxis-Vernetzung

Der Einbezug der Auszubildenden-Perspektive ist sinnstiftend, da das Schlüsselproblem der Praxisanleiter aus den Verhaltensweisen der Auszubildenden generiert wurde. Am Prozessende erhalten die Konferenzbeteiligten Handlungsoptionen, die Konsequenzen auf die Lernenden in sich tragen. Somit ist eine systematische *Kreisschließung* vollzogen.

Orientierung an fachdidaktischen Prinzipien

Reflektierend wird festgestellt, dass fachdidaktische Prinzipien Anwendung finden. Dies ist dahingehend bedeutsam, dass sie einen Beitrag leisten die pflegewissenschaftlichen Strömungen systematisiert in den Theorieunterricht zu implizieren (Rüller, 1997, S. 2). Folgende Prinzipien werden anhand ausgewählter Prozessschritte exemplarisch dargelegt.

Tabelle 20: Anwendung fachdidaktischer Prinzipien (Eigenerstellung Briese, 2017)

Konzeptionelle Anwendung	Fachdidaktische Prinzipien
Schilderung der Problemsituationen aus der Praxisanleitung (Kap. 6.1.1, S. 36-37)	„Exemplarisches Lehren und Lernen umsetzen" (Schneider & Martens, 1997, S. 5)
Darstellung des handlungssystematischen Gesamtprozesses (Abb. 3, S. 36) und Handlungsstruktur (Abb. 4, S. 49)	„Handlungsschemata erstellen" (Schneider & Martens, 1997, S. 3)
Perspektivenspezifische Betrachtung des Schlüsselproblem (Tab. 6, S. 42-43)	„Theoretisches und praktisches Inhalte vernetzen" (Schneider & Martens, 1997, S. 6)
Identifikation handlungsleitender Schwerpunkte (Kap. 6.1.7, S. 44-45)	„Allgemeine von besonderen Strukturen trennen" (Schneider & Martens, 1997, S. 4)
Perspektivverschränkung (Kap. 6.1.7, S. 44-45)	„Erfahrungen einbeziehen" (Schneider & Martens, 1997, S. 8)
Transfer wissenschaftlicher Erkenntnisse (Kap. 6.1.8, S. 45-47)	„Erkenntnisse der Bezugsfächer nutzen" (Schneider & Martens, 1997, S. 7)
Kompetenzorientierte Zielformulierungen (Kap. 6.1.8, S. 45-47)	„Berufliche Handlungskompetenz fördern" (Schneider & Martens, 1997, S. 9)
Transferoptionen der Lösung als Ergebnissicherung (Kap. 6.1.9, S. 47-48)	„Handlungsorientierte Lernsituationen ermöglichen" (Schneider & Martens, 1997, S. 10)

Grundlegend verfügt die Konzeption über eine themenspezifische und problemorientierte Struktur, welche konkrete Zielsetzungen definiert und Maßnahmen zur Zielerreichung offeriert. Der kreislaufförmige Prozess der Praxis-Theorie-Praxis-Verzahnung ermöglicht, dass ein aus der Praxis stammendes Schlüsselproblem in pflegedidaktisch fundierten Handlungsoptionen mündet. Insgesamt stellt die Konzeption ein Planungsinstrument für eine legitimierte Praxisanleiterkonferenz dar. Obgleich die Konzeption im pflegerischen Kontext angesiedelt ist, ist perspektivisch eine Übertragung auf andere Berufszweige denkbar. Ähnlich strukturelle Rahmenbedingungen, wie bspw. die regelmäßige Durchführung von Praxisanleiterkonferenzen, bilden eine Transfervoraussetzung.

7.2   Neuralgische Punkte der Konzeptentwicklung

Die reflektierende Betrachtung findet bewusst auf zwei Ebenen statt, um einen umfassenden Kompetenzzuwachs anzubahnen. Es werden neuralgische Punkte auf der Inhalts- sowie der Entwicklungsebene erörtert. Mittels potenziellen Lösungsvorschlägen wird evaluierend auf die Grenzen reagiert.

7.2.1   Grenzen auf Inhaltsebene

Kurzfristige Terminierung der Konferenzen

Eine kurzfristige Planung der Konferenztermine wirkt sich hemmend auf die Teilnahme aus. Demnach ist es sinnstiftend, dass die Termine langfristig organisiert und der dienstplanschreibenden Fachkraft sowie dem Praxisanleiter zur Verfügung gestellt werden. Dieser Vorgang begünstigt die Wahrnehmung der Konferenzen. Denkbar ist folgende Terminierung, die von der Verfasserin lediglich fiktiv erstellt wurde und demnach nicht konkretisierend betrachtet wird (Tab. 21, S. 77).

Tabelle 21: Terminierung der Praxisanleiterkonferenzen (Eigenerstellung Briese, 2017)

Termine der Praxisanleiterkonferenz (in der vorliegenden Arbeit ohne Tagbestimmung)	Inhalt
Januar	Erste Konferenz - Schlüsselproblem 1
	Weiterarbeit durch Moderator
Februar	Zweite Konferenz - Schlüsselproblem 1
	Transfer der Bildungsinhalte in die Anleitungspraxis
Mai	Erste Konferenz - Schlüsselproblem 2
	Weiterarbeit durch Moderator
Juni	Zweite Konferenz - Schlüsselproblem 2
	Transfer der Bildungsinhalte in die Anleitungspraxis
	keine Terminierung wegen Urlaubszeit
September	Erste Konferenz - Schlüsselproblem 3
	Weiterarbeit durch Moderator
Oktober	Zweite Konferenz - Schlüsselproblem 3
	Transfer der Bildungsinhalte in die Anleitungspraxis
Dezember	Reflexion der Transferprozesse

Unzureichende Einführung der Praxisanleiter

Das Informieren der Praxisanleiter vor der ersten Konferenz stellt einen essenziellen Orientierungsschwerpunkt dar und darf somit nicht unterschätzt werden. Computergestützt werden ihnen das Vorgehen, die Methodik, das Ziel sowie der erste Arbeitsauftrag auf schnellem Wege erörtert. Zu Beginn der ersten Konferenz ist es sinnstiftend, die geplanten Schritte des gesamten Prozessablaufes auf einem Flipchart zu visualisieren (Schneider, 2001, S. 3). Dies ermöglicht den Konferenzbeteiligten, sich einen Überblick zu verschaffen. Weiterführend dient das Flipchart als Einleitungselement übergreifender Konferenzen mit Wiedererkennungswert. Insgesamt ist eine kontinuierliche Motivation der Praxisanleiter erforderlich, da traditionelle Gegebenheiten konzeptionell gebrochen werden. Die kontinuierliche Transparenz des Nutzens sowie ein partnerschaftlicher Führungsstil unterstützen die Motivationsarbeit.

Fehlende Begleitung des Konferenzleiters

Der Konferenzleiter ist mit zeitintensiven Arbeiten vor und zwischen den Konferenzen beauftragt. Es ist anzunehmen, dass sich nicht jeder Lehrende dieser Herausforderung stellt. Eine Einführung durch die Verfasserin der Konzeption ist erforderlich. Nach Möglichkeit findet eine Anleitung mehrerer Lehrenden statt, um die arbeitsintensiven Prozessschritte im Team zu differenzieren. Die Begleitung dient der kollegialen Beratung.

Ankommensschwierigkeiten der Praxisanleiter

Die Praxisanleiterkonferenz wird häufig im Rahmen eines Frühdienstes wahrgenommen. Überlastet aus der pflegerischen Praxis, besuchen die Berufsbildenden das Konferenz-Setting. Hier bietet sich eine kurze Ankommensrunde an, die der Moderator optional einfügt. In dem Prozess des *Ankommens* erhalten die Teilnehmer die Möglichkeit, sich emotional einzufinden und sich auf die Konferenz einzustellen (Muster-Wäbs & Pillmann-Wesche, 2009, S. 29). Denkbar wären die zügigen Mikromethoden „Hühnerhof" (Muster-Wäbs, Ruppel & Schneider, 2006, S. 77-78) oder „Blitzlicht" (Muster-Wäbs et al., 2006, S. 51). Das *Ankommen* ermöglicht das Befinden der Konferenzbeteiligten zu ermitteln und darauf einzugehen (Muster-Wäbs et al., 2006, S. 29). Abhängig von der gegenwärtigen Verfassung werden die anschließenden Problemsituationen sein, weshalb sie einer starken subjektiven Färbung unterliegen. Demnach bilden sie die Realität ab, was in der Konzeption gewünscht ist.

Entgrenzung der Problemsituationen

Bezugnehmend auf den ersten Prozessschritt „Empirisches Ermitteln der pflegepraktischen Problemsituationen" besteht die Gefahr unzähliger Nennungen von Problemsituationen durch die Praxisanleiter. Indem der Konferenzleiter den Vorgang steuert (bspw. Dopplungen als eine Problemsituation zusammenführt), kann er die Anzahl geschickt eingrenzen.

Fehlende Transparenz des Prozessverlaufes

Im Rahmen knapper zeitlicher Ressourcen ist die Konzeption ein gewagtes Unterfangen, da sich die Konferenzen inhaltlich aufeinander beziehen. Gegenteilig stellt die Wechselbeziehung eine Chance dar, die Praxisanleiter zur Teilnahme an der Folgekonferenz zu motivieren. Grundlegend kann jedoch nicht davon ausgegangen werden, dass die Teilnehmer der ersten Konferenz dieselben der Folgekonferenz sind. Als mögliche Gründe der Abstinenz können die zu den Terminen kongruente Dienstplangestaltung sowie der Personalmangel sein, welcher zu einer Anwesenheit auf der Station verpflichtet. Euler spricht von ökonomischen und zeitlichen Zwängen, die die Ausschöpfung der Potenziale des Betriebes beeinträchtigt (2015, S. 7). Der Konferenzleiter kann darauf Einfluss nehmen, indem er die dienstplanschreibenden Pflegekräfte sowie die Praxisanleiter an den Termin der Folgekonferenz erinnert. Computergestützt ist der zeitliche Aufwand minimal. Weiterführend sind während des handlungssystematischen Gesamtprozesses Erläuterungen zu vorangegangenen Prozessabläufen impliziert, so dass quereinsteigende Teilnahmen möglich sind. Eine kontinuierliche Transparenz ist unerlässlich.

Fehlende Evidenzbasierung der Perspektiven

Anlehnend an den Prozessschritt der Perspektiveinnahme verlassen die Praxisanleiter ihre Positionen. Hier besteht die Schwierigkeit des Hineindenkens in die jeweilige Perspektive. Die präzise Erläuterung der Bearbeitungsoptionen (Tab. 6, S. 42-43) sowie die kontinuierliche Begleitung der Beteiligten soll eine konstruktive Perspektiveinnahme gewährleisten. Weiterführend werden den Praxisanleitern wissenschaftliche Erkenntnisse zu der jeweiligen Position abgefordert. Hier besteht die Gefahr, dass keine fundierten Kenntnisse vorhanden sind. Optional wird demnach auf empirische Berufserfahrungen zurückgegriffen. Die Alternative ist angemessen, weil sie als Pflegende über Expertenwissen verfügen.

Mangelhafte Teilnehmerzahl

Ein sich anschließender neuralgischer Punkt stellt eine zu geringe Teilnehmerzahl dar, um die Perspektiven in der Heuristik zu besetzen. Primär kann der Konferenzleiter stellvertretend eine Perspektive einnehmen. Dies bedingt, dass er seine Moderatorenposition kurzweilig verlässt. Sekundär kann die konstruktive Weiterarbeit auf die Folgekonferenz verschoben werden. Auch in diesem Kontext stellt die intermittierende Arbeitsverdichtung bei zunehmender Personalverknappung (ver.di Bundesverwaltung Fachbereich Gesundheit, Soziale Dienste, Wohlfahrt und Kirchen, 2015, S. 31) einen möglichen Grund der Abstinenz dar.

Zeitliche Herausforderung

Anlehnend an vorangegangene Ausführungen ist die zeitliche Planung von verschiedenen Determinanten abhängig und kann demnach lediglich als Richtwert gesehen werden. Dies erfordert eine flexible Gestaltung durch den Moderator. Insgesamt scheint die Konzeption eine zeitliche Herausforderung darzustellen. Dabei ist jedoch zu bedenken, dass die reale Bearbeitungszeit der Prozessschritte zügig vonstatten geht. Mehrere, detailliert formulierte Vorgänge sind binnen weniger Minuten ausgeführt. Demnach ist die Durchführung in den

Richtzeiten möglich, obgleich die zeitliche Planung auf den ersten Blick herausfordernd wirkt.

Missverständliche Arbeitsaufträge

Ein vorherrschendes Unverständnis der Arbeitsaufträge führt zu keinem sinnstiftenden Ergebnis. Demnach trägt der Lehrende die Verantwortung für ein Gelingen der Konzeption. Auch hier ist anzunehmen, dass die Anforderung hemmend auf die Lehrenden wirkt. Eine ausgeprägte Moderationskompetenz ist erforderlich. Nach dem Prinzip „learning by doing" trainieren Wiederholungen, im Rahmen von weiteren Konferenzen, die Fähig- und Fertigkeiten der Moderation.

Hohe Materialkosten

Die Durchführung des Gesamtprozesses erfordert Materialien, wie Metawände, Flipcharts, Kommunikationskarten und Stifte. Diese müssen im Materialbudget der Schule bedacht werden. Ist dies nicht möglich, können computergestützte Medien, wie Powerpoint-Präsentationen, eine Alternative darstellen. Um jedoch einen interaktiven Bildungsprozess mit Wiedererkennungswert zu gewährleisten, implizieren die händischen Aufzeichnungen auf Papier einen Mehrwert. Flexibel können sie für die Konferenzen auf- und abgehangen werden, die Präsentationsfläche ist groß und durch Aufbewahrung werden Inhalte dauerhaft gesichert (Halbbauer, Hungerkamp & Pigulla, 2010, S. 40).

Fehlende Transparenz der Bildungsinhalte

Empirisch zeigt sich, dass die Wissensweiterleitung problematisch erscheint. Die gewonnenen Bildungsinhalte aus der Praxisanleiterkonferenz müssen dem Pflegeteam transparent gemacht werden. Ein einheitlicher Wissensstand erzeugt richtungsweisende Denkmuster im Kollegium. Sie reduzieren die Konfrontation der Lernenden mit „vielen widersprüchlichen Auffassungen", was Verunsicherung bei den Auszubildenden vorbeugt (Bohrer, 2009, S. 17). Stationsbesprechungen bieten einen geeigneten Rahmen.

7.2.2 Grenzen auf Konzeptionsebene

Es wurde intermittierend während der Konzeptentwicklung reflektiert, was sich in der Formulierung dieses Kapitels als hilfreich herausstellt. Demnach werden folgende neuralgische Punkte auf der Entwicklungsebene deutlich.

Methodische Gestaltungselemente auf zwei Ebenen

Primär wird auf die defizitäre methodische Trennung in der Entwicklungs- und exemplarischen Darstellungsebene hingewiesen. Insbesondere das Kapitel „Auswerten der Austauschprozesse" (Kap. 6.1.3, S. 38-39) impliziert Gestaltungsmöglichkeiten, welche ursprünglich für das exemplarische Kapitel vorgesehen waren. Ein arbeitsintensiver Prozess der möglichen Modifizierung brachte keine Lösung hervor. Der folgerichtige Hinweis, dass die methodische Gestaltung auf der Entwicklungsebene angebahnt wird, ist sinnstiftend. Präzisierend impliziert die exemplarische Darstellung zunehmend den mikromethodischen Prozessverlauf. Bedingt durch die inhaltliche Schwerpunktsetzung sind methodische Gestaltungsoptionen sowohl auf der theoretischen als auch auf der exemplarischen Ebene zielführend. Zudem wird begründend konstatiert, dass Darmann-Finck ein anderes Forschungsdesign verfolgt, was eine Darstellung der methodischen Prozessgestaltung erforderlich macht. Optional wurde sich u. a. auf die Datenauswertung der qualitativen Sozialforschung nach Bohnsack (2014) gestützt.

Perspektivenspezifische Bearbeitungsschwierigkeiten

Trotz pflegerischen Experten- sowie langjährigen Erfahrungswissens gestaltete sich das perspektivenspezifische Assoziieren möglicher Nennungen schwierig. Bezugnehmend darauf orientierte sich die Verfasserin streng an die Ausführungen Darmann-Fincks (2010, S. 194-195). Während die personellen Positionen etwas leichter eruiert werden konnten, waren die organisatorischen Strukturen schwer nachzuvollziehen. Dieses Empfinden muss in der Praxisanleiterkonferenz bedacht werden.

Schlüsselproblementfernung

Das generierte Schlüsselproblem ist während des handlungssystematischen Gesamtprozesses Dreh- und Angelpunkt. Im Zuge des mikromethodischen Prozessverlaufes bestand die Schwierigkeit, das Schlüsselproblem nicht aus dem Fokus zu verlieren. Ein kontinuierliches Etablieren in die zu bearbeitenden Tabellen half dabei. Die exemplarische Darstellung offeriert demnach Handlungsweisen des Konferenzleiters, das Schlüsselproblem im Rahmen der Praxisanleiterkonferenz als Betrachtungsschwerpunkt anzusehen (bspw. das Anheften des Schlüsselproblems in die modifizierte Heuristik).

Subjektive Färbung

Die exemplarische Darstellung stammt ausschließlich aus der Feder der Verfasserin. Demnach ist eine subjektive Färbung zwangsläufig gegeben. Um eine Annäherung an die Objektivität zu gewährleisten, wurden alle Entscheidungsprozesse begründet. Zudem wurden fachwissenschaftliche Erkenntnisse herangezogen, um Assoziationen zu fundieren.

Entgrenzung der handlungsleitenden Schwerpunkte

Die Feininterpretation der exemplarischen Darstellung gestaltete sich zeitintensiv. Als Ursache wird insbesondere die hohe Anzahl der generierten handlungsleitenden Aspekte manifestiert. Da es sich um eine beispielhafte Darstellung handelt, hätte eine geringere Anzahl genüge getan. Das Begrenzen der handlungsleitenden Schwerpunkte in diesem Prozessschritt ist sinnstiftend und evaluierend als Empfehlung für den Konferenzleiter anzusehen. Da sich die Teilnehmer an dieser Stelle bereits in einem Aushandlungsprozess befinden, ist die Steuerung durch den Moderator durchaus legitim.

Zusammenfassend lässt sich konstatieren, dass etwaige neuralgische Punkte aufgedeckt und einer reflektierenden Betrachtung unterzogen werden konnten. Daraus ableitend wurden Konsequenzen formuliert, die evaluierend als potenzielle Lösungen charakterisiert werden können.

8 Konzeptionelle Auswirkungen auf die Lernortkooperation

Die vorliegende Konzeption der Konferenz für Praxisanleiter bietet grundlegend eine Möglichkeit die Kooperation der berufsbildenden Lernorte qualitativ voranzutreiben. Sie leistet einen Beitrag zur Weiterentwicklung der Lernortkooperation im Pflegeausbildungssystem. Die pflegedidaktische Fundierung sowie die empirischen Bezugspunkte stellen konzeptionelle Elemente dar, die die Zusammenarbeit positiv beeinflussen. Demnach beantwortet dieses Kapitel die Forschungsfrage und erörtert dazu folgende Begründungslinien.

Die bildungstheoretische Fundierung mittels der Interaktionistischen Pflegedidaktik von Darmann-Finck sowie der Subjektiven Theorien aus Schwarz-Govaers Handlungstheoretisch fundiertem Arbeitsmodell zur Pflegedidaktik zielen auf ein Verständnis von Begründungszusammenhängen berufsbezogenen Lernens beider Lernorte. Weiterführend eröffnet die Konzeption didaktisch-methodisch und schlüsselproblemorientiert Handlungsoptionen für die Berufsbildenden in der Praxis. Demnach entfernt sie sich von einem in der Ausbildungsrealität dominierenden pragmatisch-formalen hin zu einem bildungstheoretisch begründetem Kooperationsverständnis nach Pätzold (2003, S. 76). Folglich wird den Auszubildenden die Möglichkeit gegeben, einen Zusammenhang zwischen den theoretisch und praktisch vermittelten Bildungsinhalten herzustellen. Die Fokussierung auf ein berufspraktisches Schlüsselproblem sowie die aus der Perspektivverschränkung generierten Bildungsinhalte repräsentieren eine handlungsorientierte Ausrichtung. Sie kommt dem Ausbildungsziel der dualen Pflegeausbildung gleich. Indem berufliche Situationen den Ausgangspunkt der Konferenz darstellen, finden zum einen berufspraktische Lernprozesserfahrungen der Praxisanleiter statt. Zum anderen sind die Lehrenden intermittierend über gegenwärtige Problemsituationen in der Praxisanleitung informiert. Die Planung und Durchführung konkreter Abstimmungen zu schlüsselproblembezogenen Handlungsoptionen machen den Arbeitskreis bedeutsam. Im Rahmen der Konferenz finden gemeinsame Ziel- und Maßnahmenformulierungen statt. Sie stärken das Gefühl der Zusammengehörigkeit und arrangieren einheitliche Orientierungslinien, wie es die Strebungen des Bundesinstituts für Berufsbildung (1997) vorsehen. Dieser Vorgang ermöglicht eine Lernortkooperation auf der höchsten Intensitätsstufe nach Buschfeld und Euler (Euler, 1999a, S. 47). Indem die angestrebten Vorhaben von dem Lehrenden sowie von den beteiligten Praxisanleitern geplant werden, sind sie auf die Förderung der Lernprozesse der Auszubildenden ausgerichtet. Der von Pätzold kritisierten Zusammenhangslosigkeit der Lernorte (2003, S. 69) wird somit entgegengewirkt. Bezugnehmend auf die gegenseitigen Kompetenzeinschätzungen der Lernorte impliziert die Konzeptentwicklung eine höhere Transparenz. Während des gemeinsamen Konferenzprozesses lernen sich die Berufsbildenden intensiver kennen, indem sie Stärken des Gegenübers wahrnehmen. Insbesondere der

Prozess der Perspektivverschränkung impliziert das wechselseitige Wahrnehmen von Gefühlen und Gedanken. Emotionale Lernprozesse werden zielführend ermöglicht (in Anlehnung an Arnolds Emotionslernen, 2010, S. 225). Die Begegnung auf Augenhöhe wird durch die herauskristallisierte emanzipative Persönlichkeitsentwicklung bekräftigt. Abschließend wird auf die Bedeutung der Praxis-Theorie-Praxis-Vernetzung eingegangen. Die Konferenz beginnt mit Problemsituationen aus der Praxisanleitung und mündet in bildungstheoretisch fundierten Handlungsoptionen für die Berufsbildenden in der Praxis. Demnach ist das oberste Ziel der Lernortkooperation erreicht, nämlich das Erreichen einer beruflichen Handlungsfähigkeit durch die „organisatorische und didaktische Zusammenarbeit des Lehr- und Ausbildungspersonals der an der beruflichen Bildung beteiligten Lernorte" (Sekretariat der Kultusministerkonferenz, Referat Berufliche Bildung, Weiterbildung und Sport, 2011, S. 32).

9   Fazit & Ausblick

Die Zusammenarbeit der Lernorte im dualen Ausbildungssystem stellt für die Berufsbildungsforschung immanent eine große Herausforderung dar. Einem steten Wandel unterzogen (Pätzold, 2003, S. 12; Rauner & Piening, 2015, S. 6), ist deren Beforschung essentiell. Die vorliegende Konzeption der Konferenz für Praxisanleiter stellt eine Möglichkeit
dar, lernortkooperative Initiativen zielführend zu gestalten. Indem gegenwärtige Problemsituationen der Praxisanleitung sowie aktuelle Erkenntnisse aus Bezugsdisziplinen beleuchtet werden, stellt sich die Konzeption den wandelnden Gegebenheiten. Mit ihrem
fundamentalen Bezug zu zwei pflegedidaktischen Modellen reagiert die Konzeption auf
den aktuellen Entwicklungs- und Forschungsstand der Pflegedidaktik. Indem sie deren
Erkenntnisse auf theoretischer Ebene anwendet, leistet sie einen Beitrag zu deren Ver-
breitung im pflegepädagogischen Kontext. Die exemplarische Darstellung offeriert eine
praxisnahe Gestaltungsoption der Praxisanleiterkonferenz. Als theoretischer Wegbereiter
für eine ausblickende praktische Umsetzung ist deren Relevanz eindeutig gegeben, da
sich die pflegedidaktische, empirische Forschung im deutschsprachigen Raum noch in
den Kinderschuhen befindet (Darmann-Finck, 2010, S. 212). Obgleich standortbestim-
mende Untersuchungen pflegedidaktischer Arbeiten jüngst stattgefunden haben (Dütthorn
et al., 2013; Walter et al., 2013), scheint der Nutzen in der pädagogischen Praxis kaum
angekommen zu sein. Ausblickend würde die praktische Durchführung der vorliegenden
Konzeption einen Beitrag leisten, pflegedidaktische Erkenntnisse in die Pflegeausbildung
zu etablieren. Bezugnehmend auf die bildungspolitischen Entwicklungen wird seit gerau-
mer Zeit die generalistische Pflegeausbildung diskutiert. Darunter ist die Frage nach der
Qualität der praktischen Ausbildung in den Hintergrund gerückt, obgleich gegenwärtig hier
die größten ausbildungsbezogenen Probleme vorliegen (ver.di Bundesverwaltung Fachbereich Gesundheit, Soziale Dienste, Wohlfahrt und Kirchen, 2015, S. 31). Demnach ist
die emanzipative Ausrichtung der vorliegenden Konzeption bedeutsam. Im Rahmen der
lernortkooperativen Konferenz werden die Praxisanleiter sich ihrer umfassenden beruflichen Handlungskompetenz bewusst. Eine Wissenserweiterung durch implizierte Bildungsinhalte entwickelt ihre Persönlichkeit. Sie hilft ihnen dabei, sich für ihre Belange einzuset-
zen und somit die Qualität der Ausbildung, auch im Sinne der Lernortkooperation, maßgeblich zu verbessern.

Literaturverzeichnis

Ahrens, R. & Sauter, D. (2013). Das aktuelle bestmögliche Pflegeangebot gewährleisten. *Psych. Pflege Heute, 19* (3), 145-148.

Arbeitsgemeinschaft Praxisanleitung NRW. (2010). Praktische Schülerausbildung bleibt „auf der Strecke". *Die Schwester Der Pfleger Die führende Fachzeitschrift für die Pflege, 49* (2), 190-191.

Arnold, R. (2010). *Die emotionale Konstruktion der Wirklichkeit. Beiträge zu einer emotionspädagogischen Erwachsenenbildung.* Grundlagen der Berufs- und Erwachsenenbildung Band 44 (3. unveränderte Auflage). Baltmannsweiler: Schneider Verlag Hohengehren GmbH.

Bachmann, S. (2014). Umgang mit chronischen körperlichen Erkrankungen. *Praxis, 103* (7), 379-384.

Baumgarten & Ayerle, G. (2016). Wie begegnen Lehrkräfte an Pflegeschulen den heutigen Auszubildenden? *PADUA Fachzeitschrift für Pflegepädagogik, Patientenedukation- und bildung, 11* (1), 53-58.

Behrens, J. & Langer, G. (2010). *Evidence-based Nursing and Caring. Methoden und Ethik der Pflegepraxis und Versorgungsforschung* (3., überarbeitete und ergänzte Auflage). Bern: Huber.

Bensch, S. (2015). Ist Pflege bereit für kritische Denker? *PADUA Fachzeitschrift für Pflegepädagogik, Patientenedukation und -bildung, 10* (5), 299-305.

Blum, K., Isfort, M., Schilz, P. & Weidner, F. (08.11.2014). Pflegeausbildung im Umbruch - Pflegeausbildungsstudie Deutschland (PABiS) – Studie des Deutschen Krankenhausinstituts und des Deutschen Instituts für angewandte Pflegeforschung – Zusammenfassung. Verfügbar unter: https://www.dki.de/sites/default/files/publikationen/pabis1.pdf [21.01.2017]

Bohnsack, R. (2014). *Rekonstruktive Sozialforschung Einführung in qualitative Methoden* (9., überarbeitete und erweiterte Auflage). Opladen & Toronto: Verlag Barbara Budrich.

Bohrer, A. (2009). *Lernort Praxis. Kompetent begleiten und anleiten* (2. überarbeitete und erweiterte Auflage). Brake: Prodos Verlag.

Bohrer, A. (2013). In der Praxis lernen. *PADUA Fachzeitschrift für Pflegepädagogik, Patientenedukation und -bildung, 8* (2), 85-93.

Bohrer, A., Kuckeland, H., Oetting-Roß, C., Scherpe, M. & Schneider, K. (2008). *Beratung gestalten. Grundlagen der Pflege für die Aus-, Fort- und Weiterbildung – Heft 25.* Brake: Prodos Verlag.

Bundesinstitut für Berufsbildung (27.11.1997). Empfehlung des Hauptausschusses des Bundesinstituts für Berufsbildung zur Kooperation der Lernorte. Verfügbar unter https://www.bibb.de/dokumente/pdf/HA099.pdf [14.12.2016]

Darmann-Finck, I. (2010). *Interaktion im Pflegeunterricht. Begründungslinien der Interaktionistischen Pflegedidaktik.* Frankfurt am Main: Peter Lang Internationaler Verlag der Wissenschaften.

Deitmer, S. (2007). *Lernortkooperation im dualen System der Berufsausbildung. Eine Einführung.* Hamburg: Diplomica Verlag GmbH.

Deutscher Bildungsrat für Pflegeberufe (2013). Der Pflegeberuf braucht höhere Bildung. *Die Schwester Der Pfleger Die führende Fachzeitschrift für die Pflege, 52* (10), 1030-1031.

Diesner, I., Euler, D., Walzik, S. & Wilbers, K. (2004). *Abschlussbericht des Modellversuchsprogramms KOLIBRI „Kooperation der Lernorte in der beruflichen Bildung" 09/1999 bis 02/2004.* BLK Bund-Länder-Kommission für Bildungsplanung und Forschungsförderung Heft 114. Kooperation der Lernorte in der beruflichen Bildung (KOLIBRI) Abschlussbericht des Programmträgers zum BLK-Programm. Verfügbar unter: http://www.blk-bonn.de/papers/heft114.pdf [14.12.2016]

Dubs, R. (1995). *Lehrerverhalten.* Zürich: Verlag des Schweizerischen Kaufmännischen Verbandes.

Dütthorn, N., Walter, A. & Arens, F. (2013). Was bietet die Pflegedidaktik? Ein Analyseinstrument zur standortbestimmenden Untersuchung pflegedidaktischer Arbeiten. *PADUA Fachzeitschrift für Pflegepädagogik, Patientenedukation und -bildung, 8* (3), 168-175.

Eder, A. & Koschmann, A. (2011). Die Rolle von Lernortkooperation bei der Umsetzung lernfeldorientierter Lehrpläne an berufsbildenden Schulen in Niedersachsen. In K. Büchter, F. Gramlinger, H.-H. Kremer, R. Tenberg & T. Tramm (Hrsg.). *bwp@ Berufs- und Wirtschaftspädagogik-online, 20.* Verfügbar unter: http://www.bwpat.de/ausgabe20/eder_koschmann_bwpat20.pdf [14.12.2016]

Euler, D. (1999a). Stand und Erkenntnisse zur Lernortkooperation. In D. Euler, H.-D. Hertel, T. Krafczyk, H. Weber, K. Berger, I. Höpke & G. Walden (Hrsg.). *BLK Bund-Länder-Kommission für Bildungsplanung und Forschungsförderung. Heft 73. Kooperation der Lernorte im dualen System der Berufsbildung* (S. 44-95). Verfügbar unter: http://www.blk-bonn.de/papers/heft73.pdf [14.12.2016]

Euler, D. (1999b). Empfehlungen zur Weiterentwicklung der Kooperationspraxis. In D. Euler, H.-D. Hertel, T. Krafczyk, H. Weber, K. Berger, I. Höpke & G. Walden (Hrsg.). *BLK Bund-Länder-Kommission für Bildungsplanung und Forschungsförderung. Heft 73. Kooperation der Lernorte im dualen System der Berufsbildung* (S. 308-327). Verfügbar unter: http://www.blk-bonn.de/papers/heft73.pdf [14.12.2016]

Euler, D. (2015). Lernorte in der Berufsausbildung zwischen Potenzial und Realität. In Bundesinstitut für Berufsbildung (Hrsg.). *BWP Berufsausbildung in Wissenschaft und Praxis, 44* (1), 6-9.

Euler, D., Hertel, H.-D., Krafczyk, D. & Weber, H. (1999). Auswertung der Schulmodelversuche. In D. Euler, H.-D. Hertel, T. Krafczyk, H. Weber, K. Berger, I. Höpke & G. Walden (Hrsg.). *BLK Bund-Länder-Kommission für Bildungsplanung und Forschungsförderung. Heft 73. Kooperation der Lernorte im dualen System der Berufsbildung* (S. 107-183). Verfügbar unter: http://www.blk-bonn.de/papers/heft73.pdf [14.12.2016]

Fähland, M., Odernheimer, I., Reuter, H. & Gnädig, J. (2015). Den Lebensrückblick wirksam unterstützen. *Psych. Pflege Heute, 21* (3), 145-148.

Fischer, R. (2014). Gemeinsam geht´s besser. *PADUA Fachzeitschrift für Pflegepädagogik, Patientenedukation und -bildung, 9* (3), 131-138.

Flick, U. (2016). *Qualitative Sozialforschung Eine Einführung* (7. vollständig überarbeitete und erweiterte Neuausgabe). Reinbek bei Hamburg: Rowohlt Taschenbuch Verlag.

Gesundheits- und Krankenpflegeschule Johanniter-Krankenhaus Treuenbrietzen GmbH (2014). Verfügbar unter: http://www.johanniter.de/fileadmin/user_upload/Dokumente/GmbH/KKH_Treuenbrietzen/2014_Krankenflegeschule_Flyer_8-Seiter.pdf [12.09.2016]

Grune, J.-O. (2015). Die am Rande sieht man nicht. *Psych. Pflege Heute, 21* (1), 31-35.

Gürtler, K. (2010). Kommunikation mit Demenzkranken. *Psych. Pflege Heute, 16* (2), 88-93.

Halbbauer, J., Hungerkamp, S. & Pigulla, F. (2010). Arbeitsvorschläge und Kommentare für eine Lernsituation: Lernen lernen. *Unterricht Pflege, 15* (4), 36-44.

Herder, B. (2005). Kommunikative Kompetenz. *Unterricht Pflege, 10* (4), 2-10.

Hielscher, V., Kirchen-Peters, S. & Sowinski, C. (2015). Technologisierung der Pflegearbeit? *Pflege & Gesellschaft, 20* (1), 5-19.

Kania, C. & Schneider, K. (2010). Ausbildungsplanung und Kompetenzentwicklung. *Forum Ausbildung Zeitschrift für die praktische Ausbildung in Gesundheitsberufen, 4* (2), 4-7.

Keuchel, R. (2006). Miteinander statt nebeneinander. Die *Fachzeitschrift für Pflegepädagogik PADUA, 1*, 6-12.

Key, M. (2016). Das Erleben der Berufsbildenden in der Praxis. *PADUA Fachzeitschrift für Pflegepädagogik, Patientenedukation und -bildung, 11* (4), 269-274.

Krause, G. (2013). „Es muss anders werden, wenn es gut werden soll." *Psych. Pflege Heute, 19* (1), 36-37.

Kuck, R. (2013). Auf dem Weg vom Lehrenden zum Unterstützer. *Psych. Pflege Heute*, *19* (4), 192-196.

Lázár, M. (2016). Interprofessionelle Lehre – Gesundheits- und Berufspolitik. *PADUA Fachzeitschrift für Pflegepädagogik, Patientenedukation und -bildung*, *11* (5), 319-323.

Mamerow, R. (2013). *Praxisanleitung in der Pflege* (4., aktualisierte Auflage). Berlin: Springer-Verlag.

Matysek, P. & Roes, M. (2013). „Advanced Nurse Practitioners" als Experten für Beratung. *PADUA Fachzeitschrift für Pflegepädagogik, Patientenedukation und -bildung*, *8* (3), 144-148.

Menzel-Begemann, A., Klünder, B. & Schaeffer, D. (2015). Edukative Unterstützung Pflegebedürftiger und ihrer Angehörigen zur Vorbereitung auf die häusliche (Selbst-)Versorgung während der stationären Rehabilitation – Herausforderungen und Erfordernisse. *Pflege & Gesellschaft*, *20* (2), 101-114.

Meyer, G., Balzer, K. & Köpke, S. (2014). Nicht fakultativ, sondern obligat! *PADUA Fachzeitschrift für Pflegepädagogik, Patientenedukation und -bildung*, *9* (4), 195-200.

Ministerium für Arbeit, Soziales, Gesundheit und Familie des Landes Brandenburg (Oktober 2008). *Rahmenplan für den theoretischen und praktischen Unterricht und die praktische Ausbildung zur Gesundheits- und Krankenpflegerin und zum Gesundheits- und Krankenpfleger sowie zur Gesundheits- und Kinderkrankenpflegerin und zum Gesundheits- und Kinderkrankenpfleger im Land Brandenburg*. Potsdam: GS Druck.

Muster-Wäbs, H. & Pillmann-Wesche, R. (2009). *Gruppen und Teams leiten und anleiten*. Neue Pädagogische Reihe – Band 1 (2., überarbeitete Auflage). Brake: Prodos Verlag.

Muster-Wäbs, H., Ruppel, A. & Schneider, K. (2006). *Mikromethoden für Unterricht und Seminar nutzen*. Neue Pädagogische Reihe – Band 3. Brake: Prodos Verlag.

Muths, S. (2013). Lerninseln. In R. Ertl-Schmuck & U. Greb (Hrsg.), *Pflegedidaktische Handlungsfelder* (S. 152-185). Weinheim: Beltz Juventa.

Niehage, L. (2007). So nah... so fern... Beziehung von Pflegenden zwischen Nähe und Distanz. *Psych. Pflege Heute, 13* (6), 314-321.

Noelle, R. (2010). Demenz oder Depression? *Psych. Pflege Heute, 16* (2), 84-87.

Oelke, U. (2015a). Schwierige Schüler/innen und ihre Lehrer/innen. Teil 1: Empirische Befunde und Empfehlungen für die pädagogische Praxis. *PADUA Fachzeitschrift für Pflegepädagogik, Patientenedukation und -bildung*, *10* (4), 247-254.

Oelke, U. (2015b). Schwierige Schüler/innen und ihre Lehrer/innen. Teil 2: Schülerporträts von Pflegelehrenden. *PADUA Fachzeitschrift für Pflegepädagogik, Patientenedukation und -bildung*, *10* (5), 314-320.

Oelke, U. & Meyer, H. (2013). *Didaktik und Methodik für Lehrende in Pflege- und Gesundheitsberufen. Teach the teacher.* Berlin: Cornelsen.

Oetting-Roß, C. (2009). Lernen im Prozess der Arbeit. *Forum Ausbildung Zeitschrift für die praktische Ausbildung in Gesundheitsberufen, 3* (1), 38-39.

Pätzold, G. (2003). Lernfelder – Lernortkooperation, Neugestaltung beruflicher Bildung. In U. v. d. Burg, D. Höltershinken & G. Pätzold *Dortmunder Beiträge zur Pädagogik Band 30* (2. Auflage). Bochum: projekt verlag.

Quernheim, G. & Keller, C. (2013). Praxisanleitung. *PADUA Fachzeitschrift für Pflegepädagogik, Patientenedukation und -bildung, 8* (5), 291-295.

Radke, K. (2008). *Praxisbegleitung in der Pflegeausbildung Theoretische Grundlagen und praktische Umsetzung* (1. Auflage). Stuttgart: Kohlhammer.

Rauner, F. & Piening, D. (2015). A+B Forschungsnetzwerk Arbeit und Bildung. Die Qualität der Lernortkooperation. In Hrsg. Universität Bremen FG Berufsbildungsforschung (i:BB), KIT-Karlsruher Institut für Technologie Institut für Berufspädagogik und Allgemeine Pädagogik, Carl von Ossietzky Universität Oldenburg Institut für Physik/Technische Bildung, Pädagogische Hochschule Weingarten Professur für Technikdidaktik. *A+B Forschungsberichte Nr. 20/2015.*

Robert Koch-Institut (Hrsg.). (2015). Welche Auswirkungen hat der demografische Wandel auf Gesundheit und Gesundheitsversorgung? In Robert Koch-Institut (Hrsg.). *Gesundheit in Deutschland. Gesundheitsberichterstattung des Bundes. Gemeinsam getragen von RKI und Destatis* (S. 432-455). Berlin: RKI. DOI 10.17886/rkipubl-2015-003-9. Verfügbar unter: https://www.rki.de/DE/Content/Gesundheitsmonitoring/Gesundheitsberichterstattung/GBEDownloadsGiD/2015/09_gesundheit_in_deutschland.pdf?__blob=publicationFile [22.12.2016]

Roes, M. (2014). Implementierung von Studienergebnissen. *PADUA Fachzeitschrift für Pflegepädagogik, Patientenedukation und -bildung, 9* (4), 201-204.

Rüller, H. (1997). Fachdidaktische Prinzipien – Spiegel der Realität. *Unterricht Pflege, 2* (1), 2.

Ruppel, A. (2012). Kollegiale Beratung. *Forum Ausbildung Zeitschrift für die praktische Ausbildung in Gesundheitsberufen, 6* (2), 22-23.

Sauter, D. (2010). Wohlbefinden als Pflegeauftrag. *Psych. Pflege Heute Die Zeitschrift für Pflegepraxis und psychische Gesundheit, 16* (5), 234-240.

Schädle-Deininger, H. (2011). Pflegepraxis als Ergebnis des Nachdenkens – Auswirkungen von Pflegewissenschaft auf die alltägliche praktische Arbeit. In S. Käppeli (Hrsg.). *Pflegewissenschaft in der Praxis Eine kritische Reflexion* (S. 128-148). Bern: Hans Huber.

Schneider, K. (2001). *Moderationsprozess. Grundlagen für Lehr- und Führungskräfte.* Brake: Prodos Verlag.

Schneider, K. (2005). Das Lernfeldkonzept – zwischen theoretischen Erwartungen und praktischen Realisierungsmöglichkeiten. In K. Schneider, E. Brinker-Meyendriesch & A. Schneider. *Pflegepädagogik. Für Studium und Praxis* (2. überarbeitete und aktualisierte Auflage, S. 79-113). Heidelberg: Springer Medizin Verlag.

Schneider, K. (2009). Lernortkooperation – eine Qualitätsfrage pflegerischer Ausbildung. *Forum Ausbildung Zeitschrift für die praktische Ausbildung in Gesundheitsberufen, 3* (2), 34-35.

Schneider, K. (2012). Ergebnissicherung – nur eine Abschlussphase? *Unterricht Pflege, 17* (3), 2-10.

Schneider, K. & Kuckeland, H. (2012). Ergebnisse von Gruppenarbeiten sichern. *Unterricht Pflege, 17* (3), 11-13.

Schneider, K. & Martens, M. (1997). Fachdidaktische Prinzipien für den Pflegeunterricht. *Unterricht Pflege, 2* (1), 3-15.

Schwarz-Govaers, R. (2010). Bewusstmachen der Subjektiven Theorien als Voraussetzung für handlungsrelevantes berufliches Lernen. Ein handlungstheoretisch fundiertes Arbeitsmodell zur Pflegedidaktik. In R. Ertl-Schmuck & F. Fichtmüller (Hrsg.), *Theorien und Modelle der Pflegedidaktik. Eine Einführung* (S. 166-202). Weinheim: Juventa.

Schwinger, A. (2016). Sich dem Wandel stellen. *Die Schwester Der Pfleger Die führende Fachzeitschrift für die Pflege, 55* (7), 96-97.

Sekretariat der Ständigen Konferenz der Kultusminister der Länder in der Bundesrepublik Deutschland (09.12.2010). Erklärung der Kultusministerkonferenz für eine zukunftsorientierte Gestaltung der dualen Berufsausbildung (Beschluss der Kultusministerkonferenz). Verfügbar unter http://www.kmk.org/fileadmin/Dateien/veroeffentlichungen_beschluesse/2010/2010_12_09-Gestaltung-der-dualen-Berufsausbildung.pdf [14.12.2016]

Sekretariat der Ständigen Konferenz der Kultusminister der Länder in der Bundesrepublik Deutschland, Referat Berufliche Bildung, Weiterbildung und Sport (23.09.2011). Handreichung für die Erarbeitung von Rahmenlehrplänen der Kultusministerkonferenz für den berufsbezogenen Unterricht in der Berufsschule und ihre Abstimmung mit Ausbildungsordnungen des Bundes für anerkannte Ausbildungsberufe (aktualisierte Auflage). Verfügbar unter http://www.kmk.org/fileadmin/Dateien/veroeffentlichungen_beschluesse/2011/2011_09_23_GEP-Handreichung.pdf [16.12.2016]

Sekretariat der Ständigen Konferenz der Kultusminister der Länder in der Bundesrepublik Deutschland (30.01.2014). Qualitätsentwicklung an beruflichen Schulen (Veröffentlichung des Unterausschusses für Berufliche Bildung). Verfügbar unter http://www.kmk.org/fileadmin/Dateien/veroeffentlichungen_beschluesse/2014/2014_01_30-Qualitaetsentwicklung-berufliche-Schulen.pdf [14.12.2016]

Siebert, H. (2012). Didaktisches Handeln in der Erwachsenenbildung Didaktik aus konstruktivistischer Sicht. In J. Feuchthofen, M. Jagenlauf & A. Kaiser (Hrsg.). *Grundlagen der Weiterbildung* (7. überarbeitete Auflage). Augsburg: Ziel.

Stahl, K. & Nadj-Kittler, M. (2016). Gute Pflege braucht gute Bedingungen. *Im OP, 6 (1)*, 20-21.

Statistisches Bundesamt Wiesbaden (12.03.2015). *Pflegestatistik 2013 Pflege im Rahmen der Pflegeversicherung Deutschlandergebnisse.* Verfügbar unter: https://www.destatis.de/DE/Publikationen/Thematisch/Gesundheit/Pflege/PflegeDeu tschlandergebnisse5224001139004.pdf?__blob=publicationFile [05.09.2016]

Steffan, S. & Knoch, T. (2015). Anleitung im Erleben der Studierenden. *PADUA Fachzeitschrift für Pflegepädagogik, Patientenedukation und -bildung, 10* (4), 263-269.

ver.di Bundesverwaltung Fachbereich Gesundheit, Soziale Dienste, Wohlfahrt und Kirchen (2015). *Gute Praxisanleitung. Für Auszubildende in der Krankenpflege.* Berlin: Oktoberdruck.

Walter, A., Altmeppen, S., Arens, F., Bohrer, A., Brinker-Meyendriesch, E., Dütthorn, N., Käding, H., Pohl, M., Schwarz-Govaers, R. & Welling, K. (2013). Was bietet die Pflegedidaktik? Analyseergebnisse pflegedidaktischer Arbeiten im Überblick (Teil 2 von Dütthorn et al., 2013). *PADUA Fachzeitschrift für Pflegepädagogik, Patientenedukation und -bildung, 8* (5), 302-310.

Weber, A. (2004). *Problem-Based Learning. Ein Handbuch für die Ausbildung auf Sekundarstufe II und der Tertiärstufe.* Bern: h.e.p. verlag ag.

Weggel, A. (2013). „Ich muss nach Hause zu meiner Mutter". *PADUA Fachzeitschrift für Pflegepädagogik, Patientenedukation und -bildung, 8* (4), 227-231.

Wiesner-Mantz, S., Müller-Dannecker, E. & Kunert, K. (2013). Sprich, damit ich dich sehe, Profi! *PADUA Fachzeitschrift für Pflegepädagogik, Patientenedukation und -bildung, 8* (4), 233-239.

Wilhelm, B. (2013). Primary Nursing als Form der Angehörigenintegration nutzen. *PADUA Fachzeitschrift für Pflegepädagogik, Patientenedukation und -bildung, 8* (5), 277-283.

Wühr, E. (2016). Systemische Medizin. Auf der Suche nach einer besseren Medizin. *zkm Zeitschrift für Komplementärmedizin, 8* (1), 48-51.

Zech, N., Seemann, M. & Hansen, E. (2013). Worte wie Medizin – Die richtigen Worte finden. *PADUA Fachzeitschrift für Pflegepädagogik, Patientenedukation und -bildung, 8* (4), 212-218.

Zegelin, A. (2013). Pflege ist Kommunikation! *Die Schwester Der Pfleger Die führende Fachzeitschrift für Pflegeberufe, 52* (7), 636-639.

Zegelin, A. (2014). Patienten- und Familienedukation: Informieren – Schule - Beraten. In A. Drescher, M. Lauster N. Menche (Hrsg.) & D. Wiederhold. *Pflege Heute* (6. Auflage, S. 185-196). München: Elsevier Urban & Fischer.

Zimmermann, V. & Lehmann, Y. (2014). Praxisanleiter(innen) zwischen Anspruch und Wirklichkeit. *PADUA Fachzeitschrift für Pflegepädagogik, Patientenedukation und -bildung, 9* (5), 292-298

Printed in the United States
By Bookmasters